中等职业教育护理专业"双元"新形态教材

丛书总主编　陈嘉

基础护理技能
强化实训

湖南省医学教育科技学会护理教育专业委员会 组织编写

主编 ⊙ 朱晓琴　刘莉华

中南大学出版社
WWW.csupress.com.cn

·长沙·

图书在版编目(CIP)数据

基础护理技能强化实训 / 朱晓琴, 刘莉华主编. —长沙:
中南大学出版社, 2025.1

ISBN 978-7-5487-5806-8

Ⅰ. ①基… Ⅱ. ①朱… ②刘… Ⅲ. ①护理学－教材
Ⅳ. ①R47

中国国家版本馆 CIP 数据核字(2024)第 083326 号

基础护理技能强化实训
JICHU HULI JINENG QIANGHUA SHIXUN

朱晓琴　刘莉华　主编

□出 版 人	林绵优	
□责任编辑	陈　娜	
□责任印制	李月腾	
□出版发行	中南大学出版社	
	社址:长沙市麓山南路	邮编:410083
	发行科电话:0731-88876770	传真:0731-88710482
□印　　装	长沙雅鑫印务有限公司	

□开　　本	787 mm×1092 mm　1/16	□印张 12.25	□字数 306 千字
□版　　次	2025 年 1 月第 1 版	□印次 2025 年 1 月第 1 次印刷
□书　　号	ISBN 978-7-5487-5806-8	
□定　　价	45.00 元	

图书出现印装问题,请与经销商调换

中等职业教育护理专业"双元"新形态教材
丛书编审委员会

◇ **主任委员**

陈　嘉

◇ **副主任委员**(按姓氏拼音排序)

何咏梅　黄　辉　黄文杰　雷芬芳

李春艳　廖红伍　席明霞　曾谷清

◇ **秘　书**

肖雪玲

本书编委会

◇ **主　编**

朱晓琴　刘莉华

◇ **副主编**

陈燕波　欧阳玉娟　敖琴英　王媚媚

◇ **主　审**

阳爱云

◇ **编　者**(以姓氏笔画为序)

王媚媚(南华大学附属南华医院)

文　文(长沙博雅卫生中等专业学校)

邓云汕(核工业卫生学校)

朱晓琴(核工业卫生学校)

刘莉华(核工业卫生学校)

刘海燕(核工业卫生学校)

刘晶晶(核工业卫生学校)

阳爱云(长沙博雅卫生中等专业学校)

陈燕波(益阳市卫生职业技术学校)

欧阳玉娟(核工业卫生学校)

胡　茜(核工业卫生学校)

敖琴英(核工业卫生学校)

唐　鉴(核工业卫生学校)

曾育峰(中南大学湘雅医院)

总序

PREFACE

在当今健康事业蓬勃发展的时代，医疗服务正在向老年、社区、居家等领域拓展，国家卫生健康委员会和国家中医药管理局聚焦人民群众日益增长的多元化护理服务需求，要求临床基础护理不断加强，护理质量明显提高，护理服务持续改善，护理内涵更加丰富，护理领域拓展延伸，服务模式日益创新，覆盖全人群全生命周期的护理服务更加优质、高效、便捷。基层护理人员作为卫生领域的关键支撑力量，其重要性日益凸显，培养高素质、技能精湛的基层护理专业人才，是满足社会对优质医疗服务需求的迫切任务。

湖南省医学教育科技学会护理教育专业委员会，专注于护理教育、护理科技以及两者交叉领域，为优化中等职业教育护理专业教学内容，创新教学模式，优化提升教学质量，以岗位需求为导向、以岗位胜任力为核心，组织学校与医疗机构深度合作编写本套"双元"新形态教材，为学生构建了一个完整、系统且高效的学习体系。

本套中等职业教育护理专业"双元"新形态教材，范围涵盖护理专业的基础课程和核心课程，包括但不限于《生理学基础》《病理学》《护理药理》《护理学基础》《内科护理》《外科护理》《妇产科护理》《儿科护理》《健康评估》《急救护理》《老年护理》《社区护理》《护士人文修养》等。

教材编写适应中等职业教育改革和发展的要求，坚持"三基五性"，特色鲜明。

校企"双元"，共同开发 教材由学校与医疗机构紧密合作，共同确定教材内容、结构和编写要求，确保教材内容的实用性和针对性。编写人员主要是国家级重点中等职业学校护理专业的骨干教师和三甲医院临床一线的护理专家。骨干教师拥有丰富的教学经验，能够准确把握教学重点和难点；而临床护理专家则带来了最新的临床实践经验和行业动态，确保教材内容与实际工作紧密衔接。

书证融通，案例教学 一方面，本套教材注重理论知识的系统性和科学性。从人体的生理结构到疾病的发生机制，从基础护理原理到专科护理要点，每一个知识点都经过精心梳理和编排，力求准确、清晰地传达给学生，为他们奠定坚实的专业理论基础。另一方面，实践导向是本套教材的鲜明特色。我们深知，护理是一门实践性极强的学科，只有通过大量的实践操作和临床体验，学生才能真正掌握护理技能。因此，我们将护士执业资格考试的知识、技能和素养要求通过教材融入课堂教学中，使教材体系既满足学历教育的要求，又涵盖护士职业技能等级证书的考核要点；通过丰富的实践案例和操作指导，引导学生完成学习任务，提高学生的实践能力和综合素质，建立"教、学、做"一体化的教学模式。

数字融合，配套丰富　新形态的呈现方式为教材注入了新的活力。随着信息技术的飞速发展，数字化教学资源成为教育领域的新趋势。本套教材不仅有传统的纸质版本，还配备了丰富的数字资源，如电子课件、微课视频等，支持线上线下混合式教学，方便学生随时随地进行学习和巩固。

活页设计，便于更新　本套教材采用活页式设计，便于根据行业发展和技术进步及时更新教材内容，保持教材的先进性和时效性；便于师生根据自己的需要，分类、整理和添加学习材料，有助于复习和巩固知识点。

本套教材适合各类卫生中职学校护理、助产等专业的学生使用，也可供临床护理人员参考。我们希望通过系统的理论和实践训练，使学生掌握扎实的护理基本理论和基本技能，成为实用型护理人才；培养学生的职业道德、职业情感和人文关怀能力，使学生成为具有高度责任感和使命感的护理人才。

中等职业教育护理专业"双元"新形态教材是校企合作的结晶，是护理专业教育改革与创新的成果。在未来的日子里，我们将持续关注护理领域的发展动态，不断更新和完善教材内容，使其始终保持先进性和适应性，以适应不断变化的社会需求和行业要求。我们相信，在广大师生的共同努力下，本套教材将为培养更多高素质、技能型的护理人才发挥重要作用。同时，我们也期待更多的学校和医院加入这一行列，共同推动护理专业教育的繁荣发展。

祝愿每一位使用本套教材的学子都能在护理专业的学习道路上取得优异的成绩，成为一名优秀的护理工作者，为健康中国建设贡献自己的力量。

前言

FOREWORD

中职护理专业的培养目标是培养掌握护理知识和护理技能的"高素质技能型"人才，提高护理技能教学质量受到学校和用人单位的高度重视，因此，编写高质量技能教材十分重要。《基础护理技能强化实训》是根据护理专业主要岗位和护理岗位典型工作任务，按照护理专业教学标准要求，重构"三对接"内容，即对接护理专业典型工作任务，重构教材模块；对接工作过程，设置模块顺序；对接完成工作任务所需能力，确定实训项目。教材以全国护理技能大赛要求为蓝本，设计操作流程和评分标准；结合护理专业发展新动向，融入新知识、新技能、新设备、新标准，并融入思政元素。

教材特色与创新：

(1)**教材内容选择与组织，整合活页式教材和工作手册式教材特点**。按照岗位的典型工作任务，确定教材分为五个模块；按患者从入院到出院的护理工作过程，依次构建入院护理、生活护理、治疗护理、抢救护理、出院护理五个模块顺序；按照完成任务所需要的能力，确定每个模块的实训项目。入院护理模块包含5个实训项目、生活护理模块包含6个实训项目、治疗护理模块包含7个实训项目、抢救护理模块包含7个实训项目、出院护理模块包含2个实训项目，共27个实训项目。

(2)**教材彰显"校本"特色**。在操作流程的编写中增加了解释说明(含动作、语言)，这些动作和语言，是多年来编者在技能教学中积累的经验。

(3)**教材采用"双主编""双编者""双元"研发模式**。吸纳医院护理专家和临床一线护理骨干到教材编写团队中，组成一支"双师型"研发团队。采用"双主编""双编者"方法，即1个主编为学校护理教学专家，1个主编为临床护理专家。每个项目2位编者，其中1个编者为学校教师，1个编者为临床骨干。真正做到"教学与临床零距离"结合。

(4)**教材与全国护理技能大赛接轨**。①操作步骤与大赛接轨。每个项目从学习目标、操作流程(用物准备、操作实施前一分钟准备、操作实施)、操作中的重点难点、操作中的注意事项、评分标准5个方面进行编写。其中,操作实施前一分钟准备,是参照全国护理技能大赛的要求编写的。**②操作流程与大赛接轨**。每个项目按操作流程、技术要求进行编写,流程中要求操作者报告抽签号码,进行操作计时。以上与全国护理技能大赛保持一致。**③评分标准与大赛接轨**。评分标准按照基本要求、操作过程、综合评价三大块编写,其中,基本要求包括行为举止,自我介绍,礼貌用语,结合案例进行现场评估(患者、环境、安全等)。综合评价包括人文关怀和关键环节。以上与全国护理技能大赛完全吻合。

(5)教材增加实训室集中审稿环节。在初步审稿后增加了集中审稿环节。通过在实训室召开编委会,编者演示,编委会成员观看,共同修改,把纸上谈兵变为实战练兵,使教材没有多余的文字,操作流程与实际操作完全一致,实现了"编所做的,做所编的",极大地增加了教材的可操作性。

教材虽然经过了多次修改和审校,由于编者的能力和水平有限,出现的疏漏和不妥,敬请广大师生、读者和护理界同仁提出宝贵意见和建议。编写过程中,我们参阅了大量文献和专著,在此一并表示诚挚的谢意!

编者

2024 年 11 月

目录

CONTENTS

模块一

入院护理

项目一　轮椅运送法

✦ 学习目标

1. 知识目标：掌握轮椅运送的目的、方法、操作重点难点、注意事项。
2. 能力目标：能独立使用轮椅安全、舒适地运送患者。
3. 素质目标：培养安全意识和护患沟通能力，操作中能体现人文关怀。

一、操作流程

(一)用物准备

1. 标准化患者(standardized patient，SP)。
2. 轮椅；根据季节准备毛毯、别针；根据病情准备软枕。

(二)操作实施前一分钟准备

携用物至合适位置(口述：老师们好，我准备一下。)→查看床头/尾卡→检查轮椅：固定车闸，检查轮椅的刹车，推到合适的位置，调整安全带后系在轮椅后背，拿出腿托系在轮椅的右边杆子上，检查踏板放平→与 SP 沟通(口述：您好，一会儿我来协助您坐轮椅。请您配合我，好吗？我看一下您的腕带。好的，谢谢您。)→看时间。

(三)操作实施

轮椅运送操作流程，见表 1-1-1。

表1-1-1　轮椅运送操作流程

操作流程	技术要求	解释说明(含动作、语言)
		操作者报告抽签号码,操作计时开始
评估解释	●核对患者信息(床号、姓名、住院号) ●向患者解释(使用轮椅的目的、方法及配合)并取得合作 ●评估环境 ●洗手、戴口罩	●核对患者信息(床号、姓名、住院号) 查看检查单(口述:查看病例,核对检查单。××,女,××岁,疾病名称。)→核对床头/尾卡(口述:××床,××,住院号××。)→放下操作侧床栏(口述:××,您好!请告诉我您的床号、姓名。××床,××,是吧?我看一下您的腕带。)查看患者手腕带(口述:××床,××,住院号××。)→将患者手放平、盖好 ●向患者解释(使用轮椅的目的、方法及配合)并取得合作 (口述:××,您现在不方便行走,我要用轮椅送您去做检查。在这个过程中,请您配合我,好吗?需要我先协助您上厕所吗?您稍等,我去准备轮椅。) ●评估环境 环顾四周环境(口述:周围环境安全,地面不湿滑、平坦、无障碍物,根据季节准备毛毯。) ●洗手、戴口罩
检查并固定轮椅	●检查轮椅的性能 ●将轮椅推至床旁合适位置 ●拉起车闸,固定轮椅,收起踏脚板	●检查轮椅的性能 主要检查手刹、车闸是否灵敏,坐垫、靠背、手把是否完好,车轮充气是否充足,脚踏板是否完好,安全带是否完好 走至轮椅→松开车闸→推轮椅(轮椅能推动)→捏住手刹→推轮椅(轮椅不能推动,说明手刹是好的)→拉上车闸→推轮椅(轮椅不能推动,说明车闸是好的)(口述:手刹、车闸灵敏。)→检查坐垫、扶手、靠背、手把(口述:坐垫、扶手、靠背、手把完好。)→检查安全带(口述:安全带完好、牢固。)→捏车胎检查气量(口述:车胎气量充足。)→检查轮胎钢丝(口述:钢丝无断裂。)→检查腿托(口述:腿托完整,黏性好。)→检查万向轮(口述:万向轮完好。)→检查踏脚板(口述:踏脚板完好。)→(口述:轮椅性能良好,可以使用。) ●将轮椅推至床旁合适位置 推轮椅至床尾,面向床头,椅背与床尾平齐 ●拉起车闸,固定轮椅,收起踏脚板 固定车闸(口述:轮椅固定。)→收踏脚板(口述:收起踏脚板。)

续表 1-1-1

操作流程	技术要求	解释说明(含动作、语言)
协助坐椅	● 协助患者坐起 ● 协助患者坐椅 ● 放下脚踏板 ● 保证安全	● **协助患者坐起** 协助患者坐起→穿上外衣、鞋袜(冬天将毛毯铺于轮椅上,毛毯上端高过患者颈部 15 cm,以注意保暖) ● **协助患者坐椅** 协助患者穿鞋并调整好双脚位置(口述:××,轮椅我已经固定好了,您放心坐,我会扶住您的。)→用膝关节内侧抵住患者膝关节的外侧,嘱患者将手放置于护士肩上→两手臂穿过患者腋下,环抱其腰部夹紧,两人身体靠近→屈膝并嘱患者在抬臀、伸膝的同时站起(口述:××,我用我的膝关节抵住您膝关节,您将双手放在我的肩上,我环抱住您,身体向我靠近。来,一、二、起。)(口述:您站稳了吗?头晕吗?好,接下来您双脚原地转动,把背转向轮椅。来,一、二、转。)→以自己的身体为轴转动,将患者背转向轮椅→协助患者坐轮椅(口述:××,您向下坐。您双手扶住扶手,配合我往后坐,靠着椅背坐稳了。) ● **放下脚踏板** 放下脚踏板,将患者脚放于脚踏板上,如有患肢,确保患肢放置合理(口述:把您的脚放到踏板上,我现在系上腿托,这样可以防止您的脚滑下踏板。) ● **保证安全** 系安全带(口述:我现在来帮您系上安全带,系上安全带,可以确保您的安全,来,把您的手抬一下。)→交代注意事项(口述:××,在运送的过程中,您双手要始终扶稳扶手,尽量靠后坐,身体不要前倾,也不要自行下轮椅,以免跌倒。)
运送患者	● 整理床单位 ● 确定患者无不适后,松开车闸 ● 推患者至目的地,运送途中,随时观察、询问患者,确保安全	● **整理床单位** 整理床单位,铺暂空床,保持病室整齐、美观 ● **确定患者无不适后,松开车闸** 松开车闸(口述:××,您现在有什么不舒服吗?我要松开刹车了,您坐稳啊!) ● **推患者至目的地,运送途中,随时观察、询问患者,确保安全** 推动轮椅(口述:我要推动轮椅了。)→运送患者(口述:运送患者至目的地,运送途中,随时观察、询问患者,确保安全)(口述:××,您现在感觉怎么样?这个速度可以吗?如果您有不舒服或有什么需要,请您马上告诉我。)→到达目的地,固定轮椅(口述:××,我们到达目的地了,我把轮椅固定好。××,您放心,轮椅我已经固定稳妥了。您感觉怎么样?马上就要轮到您做检查了,您稍等。)

续表1-1-1

操作流程	技术要求	解释说明(含动作、语言)
协助下椅	● 将轮椅推至床旁合适位置 ● 拉起车闸,固定轮椅,收起踏脚板 ● 协助下轮椅 ● 协助回床 ● 观察患者病情 ● 推轮椅至原处,洗手、摘口罩	● **将轮椅推至床旁合适位置** 推轮椅至床尾,面向床头,椅背与床尾平齐 ● **拉起车闸,固定轮椅,收起踏脚板** 固定车闸(口述:轮椅固定。)→收踏脚板(口述:收起踏脚板。)→松解毛毯(口述:松解毛毯。) ● **协助下轮椅** 协助患者穿鞋并调整好双脚位置(口述:××,我要协助您下轮椅了。)→用膝关节内侧抵住患者膝关节的外侧,嘱患者将手放置于护士肩上→两手臂穿过患者腋下,环抱其腰部夹紧,两人身体靠近→屈膝并嘱患者在抬臀、伸膝的同时站起(口述:××,我用我膝关节抵住您膝关节,您的双手放在我的肩上,我环抱住您,身体向我靠近。来,一、二、起。)(口述:您站稳了吗?头晕吗?好,接下来您双脚原地转动,把背转向床。来,一、二、转。)→以自己的身体为轴转动,将患者背转向床→协助患者坐于床沿 ● **协助回床** 协助患者脱鞋袜及外衣→协助患者躺到床上→取舒适体位→盖好盖被 ● **观察患者病情** ● **推轮椅至原处放置,洗手、摘口罩** 举手(口述:操作完毕,谢谢老师。)→鞠躬→推车离场

报告操作完毕,操作计时结束

二、操作中的重点、难点

(一)轮椅摆放位置

上下轮椅时,轮椅推至床尾,面向床头,椅背与床尾平齐。

(二)坐轮椅时注意安全

坐轮椅时嘱患者扶稳轮椅的扶手,尽量靠后坐,勿向前倾身或自行下车,以免跌倒。

三、操作中的注意事项

1.使用轮椅前要认真检查各部件性能,保证正常使用,确保患者安全。

2.患者上下轮椅时,固定好车闸,嘱患者尽量靠后坐。运送过程中,嘱咐患者双手抓紧轮椅扶手，并控制推轮椅的速度，下坡时要减速，且保持平稳，使患者感觉舒适。患者下肢如有关节疼痛、水肿、溃疡，应在脚踏板上垫软枕。

3. 运送过程中注意观察患者的病情。

4. 根据室外温度适当增加衣物，注意保暖，防止受凉。

四、评分标准

轮椅运送评分标准，见表1-1-2。

表1-1-2　轮椅运送评分标准

项目名称	操作流程	技术要求	分值	扣分
基本要求 (3分)		行为举止，自我介绍，礼貌用语	1.5	
		结合案例现场评估(患者、环境、安全)	1.5	
轮椅运送 操作过程 (80分)	评估解释 (12分)	● 核对患者信息(床号、姓名、住院号)	3	
		● 向患者解释(使用轮椅的目的、方法及配合)并取得合作	3	
		● 评估环境(安全、地面无湿滑、无障碍物)	3	
		● 洗手、戴口罩	3	
	检查并 固定轮椅 (13分)	● 检查轮椅的性能：刹车是否灵敏，坐垫、靠背、手把是否完好，车轮充气是否充足，脚踏板是否完好，安全带是否完好	9	
		● 将轮椅推至床旁合适位置	2	
		● 拉起车闸，固定轮椅，收起踏脚板	2	
	协助坐椅 (22分)	● 协助患者坐起并穿上外衣、鞋袜	2	
		● 寒冷季节注意保暖	2	
		● 协助患者坐椅	2	
		● 用膝关节内侧抵住患者膝关节的外侧，嘱患者将手放置于护士肩上	2	
		● 两手臂穿过患者腋下，环抱其腰部夹紧，两人身体靠近	2	
		● 屈膝并嘱患者在抬臀、伸膝的同时站起	2	
		● 以自己的身体为轴转动，将患者移至轮椅上	2	
		● 放下脚踏板，将患者脚放于脚踏板上，如有患肢，确保患肢放置合理	2	
		● 用束腰带保护患者安全	2	
		● 嘱患者扶稳轮椅的扶手，尽量靠后坐	2	
		● 嘱患者勿向前倾身或自行下车，以免跌倒	2	

续表 1-1-2

项目名称	操作流程	技术要求	分值	扣分
轮椅运送操作过程（80分）	运送患者（9分）	●整理床单位，铺暂空床，保持病室整齐、美观	3	
		●确定患者无不适后，松开车闸	3	
		●推患者至目的地，运送途中，随时观察、询问患者，确保安全	3	
	协助下椅（24分）	●将轮椅推至床旁合适位置	2	
		●拉起车闸，固定轮椅，收起踏脚板	2	
		●用膝关节内侧抵住患者膝关节的外侧，嘱患者将手放置于护士肩上	2	
		●两手臂穿过患者腋下，环抱其腰部夹紧，两人身体靠近	2	
		●屈膝并嘱患者在抬臀、伸膝的同时站起	2	
		●以自己的身体为轴转动，将患者移至床沿	2	
		●协助患者躺到床中央	2	
		●脱去鞋袜及外衣	2	
		●取舒适体位	2	
		●盖好盖被	2	
		●观察患者病情	2	
		●推轮椅至原处放置，洗手、摘口罩	2	
综合评价（17分）	人文关怀（5分）	●注意保护患者安全	1	
		●注意职业防护	1	
		●沟通有效，充分体现人文关怀	1	
		●操作中注重患者感受	1	
		●健康宣教有针对性	1	
	关键环节（12分）	●临床思维：根据案例，护理措施全面正确	3	
		●程序整齐、操作熟练、动作轻柔	3	
		●患者肢体放置合理	3	
		●注意遵循节力原则	3	
操作总分			100	

完成时间：15分钟。

（朱晓琴）

项目二 各种搬运法、平车运送法

✦ 学习目标

1. 知识目标：掌握搬运及平车运送患者的方法、操作重点难点和注意事项。
2. 能力目标：能安全搬运及运送患者。
3. 素质目标：培养关爱患者意识和严谨的工作态度。

一、操作流程

(一)用物准备

1. 标准化患者(SP)。
2. 治疗车、平车(各部件性能良好,车上置以被单和橡胶单包好的垫子和枕头),带套的毛毯或棉被。如为骨折患者,应有木板垫于平车上,并将骨折部位固定稳妥;如为颈椎、腰椎骨折患者或病情较重的患者,应备有帆布中单或布中单。
3. 速干手消毒剂、垃圾桶、黄色垃圾袋、黑色垃圾袋。

(二)操作实施前一分钟准备

携用物至合适位置(口述:老师们好,我准备一下。)→查看床头/尾卡→与SP沟通(口述:您好,一会儿我会来为您做操作。请您配合我好吗?让我看一下您的腕带。好的,谢谢您。)→拉起两侧床栏。

(三)操作实施

各种搬运法、平车运送法操作流程,见表1-2-1。

表1-2-1 各种搬运法、平车运送法操作流程

操作流程	技术要求	解释说明(含动作、语言)
		操作者报告抽签号码,操作计时开始
评估解释	● 核对信息 ● 评估环境 ● 解释并取得合作 ● 安置导管和输液装置 ● 检查平车 ● 洗手、戴口罩	● **核对信息** 查看医嘱单(口述:查看病例,核对医嘱。××,女,××岁,疾病名称。)→携医嘱单至床尾→核对床头/尾卡(口述:××床,××,住院号××)→放下操作侧床栏(口述:××,您好!请告诉我您的床号、姓名。××床,××,是吧?我看一下您的腕带。)→查看手腕带(口述:××床,××,住院号××。)→将患者手放平、盖好 ● **评估环境** 环看四周环境(口述:周围环境安全、宽敞,地面不湿滑、平坦、无障碍物,符合操作要求。) ● **解释并取得合作** (口述:××,医生根据您的病情开了××检查,我现在需要用平车送您去××室做检查。请您配合我,好吗?) ● **安置导管和输液装置** (口述:我要揭开盖被先检查并固定一下您身上的导管,以免导管在运送的过程中脱落、受压堵塞或液体逆流。)→揭开盖被→检查导管、输液装置并妥善安置→盖上盖被→根据患者病情及体重确定搬运方式(口述:做检查需要一些时间,需要我协助您使用便盆吗?)→拉起操作侧床栏(口述:那好,您稍等,我准备一下用物。) ● **检查平车** 检查平车性能(车轮,车面,制动闸等)(口述:平车性能良好,可以使用。) ● **洗手、戴口罩** 查看速干手消毒剂(口述:速干手消毒剂在有效期内。)→洗手→戴口罩→将平车推至患者床旁→核对床头/尾卡(口述:××床,××,住院号××。)→放平操作侧床栏(口述:××,您好!请告诉我您的床号、姓名。××床,××,是吧?我看一下您的腕带。)→查看手腕带(口述:××床,××,住院号××。)→将患者手放平、盖好

续表 1-2-1

操作流程	技术要求	解释说明(含动作、语言)
搬运患者	挪动法 ●移开床旁桌椅 ●平车紧靠病床 ●协助移动患者	**挪动法** ●**移开床旁桌椅** 移开床旁桌→移开床旁椅→协助患者穿衣并助其移至床边(口述:××,我协助您穿好衣物。我去把平车推过来。) ●**平车紧靠病床** 推平车与病床紧靠(纵向,大轮或平车头端靠近床头)→制动闸止动(防止平车滑动)→调整平车高度与床同高或稍低(口述:××,我现在要把被子揭开了。)→揭开盖被 ●**协助移动患者** 护士制动平车→协助患者移动至平车上(上身、臀部、下肢;回床时先移下肢,再移上肢)
	一人搬运法 ●移开床旁桌椅 ●推平车至床尾 ●搬运患者	**一人搬运法** ●**移开床旁桌椅** 移开床旁桌→移开床旁椅 ●**推平车至床尾** 推平车至床尾(平车头端或大轮端与床尾呈钝角)→固定制动闸→协助患者穿好衣物(口述:××,我协助您穿好衣物。)→协助患者移至床边(口述:××,我现在协助您靠近我。我要把被子揭开了。)→揭开盖被 ●**搬运患者** 一手臂自患者近侧腋下伸入至对侧肩部→另一手臂伸入患者臀下→患者伸臂过搬运者肩部→双手交叉于搬运者颈后(口述:××,请把您的双手十指交叉抱住我的颈部。)→搬运者抱起患者(双下肢前后分开站立,略屈膝,屈髋,降低重心)→稳步移动至平车处

续表 1-2-1

操作流程	技术要求	解释说明(含动作、语言)
搬运患者	两人搬运法 ●移开床旁桌椅 ●推平车至床尾 ●协助移动患者 ●搬运患者	**两人搬运法** ●**移开床旁桌椅** 护士甲：移开床旁桌→移开床旁椅→协助患者穿衣(口述：××,我协助您穿好衣物。我现在要把被子揭开了。)→揭开盖被 ●**推平车至床尾** 护士乙：推平车至床尾(平车头端或大轮端与床尾呈钝角)→固定车闸 ●**协助移动患者** 护士甲、乙站在床的同侧→协助患者双手交叉置于胸前→协助患者移动至床边 ●**搬运患者** 护士甲：一手托住患者的头、颈、肩部下方→另一手托住患者的腰部下方 护士乙：一手托住患者的臀部下方→另一手托住患者的腘窝 由一人发出口令→两人同时抬起患者至近侧床沿(尽量使患者靠近护士)→两人同时抬起患者→移步至平车处(应使患者头部处于较高位置)
	三人搬运法 ●移开床旁桌椅 ●推平车至床尾 ●协助移动患者 ●搬运患者	**三人搬运法** ●**移开床旁桌椅** 护士甲：移开床旁桌→移开床旁椅→协助患者穿衣(口述：××,我协助您穿好衣物,我现在要把被子揭开了。)→揭开盖被 ●**推平车至床尾** 护士乙：推平车至床尾(平车头端或大轮端与床尾呈钝角)→固定车闸 ●**协助移动患者** 护士甲、乙、丙站在床的同侧→协助患者双手置于胸前→协助患者移动至床边 ●**搬运患者** 护士甲：一手托住患者的头、颈、肩部,另一手托住患者的背部 护士乙：一手托住患者的腰部,另一手托住患者的臀部 护士丙：一手托住患者的腘窝,另一手托住小腿 由一人发出口令→三人同时抬起患者至近侧床沿(尽量使患者靠近护士)→三人再同时抬起患者→移步至平车处(应使患者头部处于较高位置)

续表 1-2-1

操作流程	技术要求	解释说明(含动作、语言)
搬运患者	四人搬运法 ● 移开床旁桌椅 ● 平车紧靠病床 ● 铺单 ● 搬运患者	**四人搬运法** **● 移开床旁桌椅** 护士甲：移开床旁桌→移开床旁椅→协助患者穿衣(口述：××,我协助您穿好衣物,我现在要把被子揭开了。)→揭开盖被 **● 平车紧靠病床** 护士乙：推平车与病床紧靠(纵向,大轮或平车头端靠近床头)→制动闸制动 **● 铺单** 护士丙、丁：(口述：××,为了方便搬运,需要在您腰部及臀部铺一大单。请您配合我,好吗?)在患者腰部、臀部下铺帆布单或大单(搬运骨折患者,平车上应放置木板,固定好骨折部位) **● 搬运患者** 护士甲：站于床头→托住患者的头、颈、肩部 护士乙：站于床尾→托住患者的双腿 护士丙、丁分别站于病床及平车两侧,抓住大单四角 由一人发出口令→四人同时抬起患者移动至平车处(搬运者应协调一致;搬运颈椎损伤的患者,应使患者头颈部保持中立位)
系带整理	● 平躺包裹 ● 系安全带 ● 整理床单位	**● 平躺包裹** 将患者轻放于平车中央平躺→用被单或盖被包裹患者(足部→两侧,头部盖被折成45°角) **● 系安全带** 系好安全带(口述：××,我把安全带系好,这样可以防止您坠落。) **● 整理床单位** 整理床单位(铺暂空床)
运送	● 运送患者至目的地	**● 运送患者至目的地** (口述：××,我要松开车闸了,您抓紧扶手。)→松开制动闸→移动平车(口述：××,您放心,我会安全送您到目的地。如果您有什么需要或不舒服,您就马上告诉我。)→运送患者至目的地

续表 1-2-1

操作流程	技术要求	解释说明（含动作、语言）
洗手、记录	●洗手，摘口罩 ●记录	●洗手，摘口罩 (口述：我们已经到目的地了，我把平车固定好。)→制动闸制动 (口述：固定制动闸。××，平车我固定好了。您不要紧张，我会在一旁陪着您。)→洗手→摘口罩弃于医疗垃圾桶 ●记录 记录(口述：运送患者至目的地。运送途中，随时观察、询问患者，确保安全。)→举手(口述：操作完毕，谢谢老师。)→鞠躬→推平车离场

报告操作完毕，操作计时结束

二、操作中的重点、难点

1.挪动法：将平车与病床纵向紧靠，大轮靠床头，固定车闸，依次移动上身、臀部、下肢于平车上，患者头部位于大轮端。

2.一人搬运法：平车头端与床尾呈钝角。

3.四人搬运法：搬运颈椎损伤的患者，应使患者头颈部保持中立位，严禁摆动。

三、操作中的注意事项

1.使用平车前要认真检查各部件性能，保证正常使用，确保患者安全。

2.搬运患者前妥善固定各种导管和输液装置，避免扭曲、脱落、受压或液体逆流；注意给患者保暖，避免受凉。

3.搬运患者时护士从床头按身高排列，高者托患者的上半身，使患者头部处于高位，以减轻不适；动作轻稳、协调一致，运用节力原理，扩大支撑面，降低重心，增加稳定性，保证患者安全、舒适。

4.护士运送时站在患者头部，便于观察病情，保证患者的持续性治疗不受影响。

5.患者卧于平车中央，头部位于大轮端，上下坡时应保持患者头部始终在高处，以免引起不适；颈下垫软枕或衣物，四肢不可靠近平车边缘，以免碰撞造成损伤。

6.推平车进出门时，不可用平车撞门，以免震动患者和损坏设施。

7.搬运颈椎损伤的患者时取仰卧位，在颈部垫小枕，并在两侧用小枕或沙袋固定，保持头颈中立位，沿身体纵轴向上略牵引或患者自己双手托头部，缓慢移至平车上。

8.搬运骨折者时，平车上需垫木板，并固定好骨折部位后再搬运；颅脑损伤、颌面部外伤和昏迷患者，应将头偏向一侧。

四、评分标准

各种搬运法、平车运送法评分标准，见表1-2-2。

表1-2-2　各种搬运法、平车运送法评分标准

项目名称	操作流程	技术要求	分值	扣分
操作者报告抽签号码，操作计时开始				
基本要求（3分）		行为举止，自我介绍，礼貌用语	1.5	
		结合案例现场评估(患者、环境、安全)	1.5	
搬运、平车运送操作过程（83分）	评估解释（15分）	● 核对信息	2	
		● 评估环境	2	
		● 解释并取得合作	2	
		● 安置导管和输液装置	2	
		● 检查平车	5	
		● 洗手、戴口罩	2	
	挪动法（10分）	● 移开床旁桌椅	2	
		● 平车紧靠病床	2	
		● 协助移动患者	6	
	一人搬运法（8分）	● 移开床旁桌椅	2	
		● 推平车至床尾	2	
		● 搬运患者	4	
	两人搬运法（11分）	● 移开床旁桌椅	2	
		● 推平车至床尾	2	
		● 协助移动患者	2	
		● 搬运患者	5	
	三人搬运法（13分）	● 移开床旁桌椅	2	
		● 推平车至床尾	2	
		● 协助移动患者	2	
		● 搬运患者	7	
	四人搬运法（15分）	● 移开床旁桌椅	2	
		● 平车紧靠病床	2	
		● 铺单	2	
		● 搬运患者	9	

续表 1-2-2

项目名称	操作流程	技术要求	分值	扣分
搬运、平车运送操作过程（83分）	系带整理（5分）	● 平躺包裹 ● 系安全带 ● 整理床单位	1 2 2	
	运送（2分）	● 运送患者至目的地	2	
	洗手、记录（4分）	● 洗手，摘口罩 ● 记录	2 2	
综合评价（14分）	关键环节（14分）	● 使患者主动配合 ● 搬运患者方法正确，确保安全 ● 运送过程中确保患者安全 ● 在规定时间内完成	2 6 4 2	
操作总分			100	

完成时间：15分钟。

（唐鉴）

项目三 穿脱隔离衣

✦ 学习目标

1. 知识目标：掌握穿脱隔离衣的目的、操作重点难点和注意事项。

2. 能力目标：能独立完成穿脱隔离衣操作。具备近距离接触传染性患者而不发生被动感染的防护能力；具备近距离接触传染性患者而不发生院内感染事件的能力。

3. 素质目标：培养职业防护意识和严谨的工作作风。

一、操作流程

(一) 用物准备

1. 隔离衣、衣架。

2. 消毒液 1 盆、清水 1 盆、方盒(内置双面软毛刷 2 个)、清洁毛巾。

(二) 操作实施前一分钟准备

携用物至合适位置(口述：老师们好，我准备一下。)→检查隔离衣(隔离衣大小合适，无破损，无潮湿)→按需要挂好隔离衣。

(三) 操作实施

穿脱隔离衣操作流程，见表 1-3-1。

表1-3-1　穿脱隔离衣操作流程

操作流程	技术要求	解释说明(含动作、语言)
		操作者报告抽签号码，操作计时开始
穿隔离衣	●评估环境和隔离衣 ●洗手、戴口罩 ●取衣 ●穿衣袖 ●系衣领 ●系袖口 ●系腰带	●评估环境和隔离衣 环顾四周(口述：环境清洁、宽敞、明亮。) 评估隔离衣(口述：隔离衣大小合适，无破损，无潮湿，挂放得当)。 ●洗手、戴口罩 取下手表→卷袖过肘→查看消毒液(口述：在有效的使用期内。)→取消毒液→洗手(7步洗手法，顺序为内—外—夹—弓—大—立—腕，每一步揉搓时间均应大于15秒)→戴口罩 ●取衣 检查隔离衣(口述：隔离衣无污渍、无破损、无潮湿，大小合适，长短可以完全遮盖工作服。) 手持隔离衣衣领→将其从衣架上取下→将隔离衣污染面向外→衣领两端向外折齐→对齐肩缝→露出肩袖内口 ●穿衣袖 右手持衣领→左手伸入一侧衣袖内→举起手臂，让左手伸出袖口，穿好衣袖→换左手持衣领→右手伸入另一侧衣袖内→举起手臂，让右手伸出袖口，将衣袖穿好 ●系衣领 两手持衣领→从领子前正中开始顺着边缘向后将领子整理好→在颈后系好领口 ●系袖口 系好两袖扣或袖带 ●系腰带 松开腰带活结(手持系带下1/3处，把系带攥在手里)→将隔离衣的一边约在腰下5 cm处渐向前拉，见边缘后捏住→同法捏住另一侧边缘的相同部位(注意手不要碰到隔离衣的内面)→两手在背后将边缘对齐→向一侧折叠并用手按住(顺衣领开口方向折叠，以免暴露清洁面)→另一只手将腰带拉至背后压住折叠处→在背后交叉腰带→回到前面打一活结系好

续表 1-3-1

操作流程	技术要求	解释说明(含动作、语言)
脱隔离衣	● 解腰带 ● 解袖口 ● 消毒手 ● 解领口 ● 脱衣袖 ● 处理隔离衣	● **解腰带** 解开腰部系带(注意系带不要拖地)→在正面打一活结 ● **解袖口** 解开袖扣→将部分隔离衣袖塞入工作服袖下→暴露双手前臂1/3以上 ● **消毒手** 按7步洗手法清洁双手或用消毒液刷手(方法见操作中的重点、难点)→流动水或清水清洗→擦干(方法见操作中的重点、难点,洗手时不可沾湿隔离衣,隔离衣与水池不能相接触) ● **解领口** 解开领部系带 ● **脱衣袖** 右手伸入左手腕部的衣袖内→抓住衣袖内面将衣袖拉下→用遮盖着衣袖的左手抓住右手衣袖的外面→将右手衣袖拉下→两手于袖内解开腰带尽量后甩→双手从袖管中退出并在袖内对齐肩缝→纵折隔离衣 ● **处理隔离衣** 需要继续穿的隔离衣,挂在衣架上(若挂在污染区则污染面向外,若挂在半污染区则清洁面向外) 不再穿的隔离衣,脱下后清洁面向外→卷好后放入污物袋→举手(口述:操作完毕,谢谢老师。)→鞠躬

报告操作完毕,操作计时结束

二、操作中的重点、难点

(一)穿脱过程

1. 隔离衣衣领和内面为清洁面,操作中应注意防止污染。
2. 穿好的隔离衣,要完全包裹操作者背部。
3. 脱隔离衣过程中,系带不能拖地。
4. 系衣领时,衣袖不可触及面部、衣领及工作帽。

(二)手消毒方法

1. 刷手方法:用软毛刷的一面蘸消毒液→刷洗对侧手前臂(由上而下刷洗四周)→腕部(环形)→手背(纵向)→手掌(纵向)→手指(皮纹方向)→指缝(U形)→指甲(横向)→

依法用软毛刷的另一面刷洗另一手(每只手30秒×2遍,共计2分钟,范围应超过被污染的部分)。

2.清洗、擦干方法:将双手放入清水中交替清洗前臂→手掌面握手腕转动搓擦(双手交替)→掌心互擦→手指交叉互擦→手指交叉手掌擦手背→两手互握手掌擦指背→手掌握拇指转动搓擦→指尖擦掌心→用毛巾擦干(将小毛巾对折,使其呈三角形→三角形底边朝上放在左前臂刷洗部位上方→右手在左前臂下方捏住底边两角→由上而下转动擦干→以另一面同法擦干对侧手臂)。

(三)隔离衣折叠法

隔离衣内面(清洁面)朝向自己→双手放入袖笼距衣领一肩宽的肩缝处→左右靠拢对齐肩缝→一手屈肘支撑→另一手将隔离衣后片翻转使外面(污染面)与另一侧后片外面相贴→衣边对齐→手持衣领挂于半污染区。

三、操作中的注意事项

1.穿脱隔离衣须在规定的区域内进行。
2.隔离衣的大小长短要合适,须全部遮盖工作服,如有破洞,应更换隔离衣。
3.隔离衣应每日更换,如遇潮湿或污染,应立即更换。
4.在穿脱隔离衣的操作过程中,应避免污染衣领和清洁面,须始终保持衣领清洁。
5.穿好隔离衣后,双臂须保持在腰部以上,不得进入清洁区,避免接触清洁物品。
6.清洁双手时水不能沾湿隔离衣,隔离衣与其他物品不能相接触。

四、评分标准

穿脱隔离衣评分标准,见表1-3-2。

表1-3-2　穿脱隔离衣评分标准

项目名称	操作流程	技术要求	分值	扣分
基本要求 (3分)		行为举止,自我介绍,礼貌用语	1.5	
		现场评估(环境、安全)	1.5	
穿脱隔离衣 操作过程 (79分)	穿隔离衣 (36分)	●评估环境和隔离衣	2	
		●洗手、戴口罩	3	
		●取衣、抖开衣服	6	
		●穿衣袖、手臂上举	6	
		●整理衣领、系衣领	7	
		●系袖口	4	
		●整理隔离衣、系腰带	8	
	脱隔离衣 (43分)	●解腰带	2	
		●解袖口、塞衣袖	6	
		●消毒手:消毒液刷手、清水洗净手臂消毒液、擦干双手	15	
		●解领口	4	
		●脱衣袖、解腰带	10	
		●处理隔离衣	6	
综合评价 (18分)	关键环节 (18分)	●隔离观念强,无污染	5	
		●操作熟练	5	
		●应变能力强	3	
		●规定时间内完成操作	5	
操作总分			100	

完成时间:8分钟。

(曾育峰)

项目四　穿脱防护服

✦ **学习目标**

1. 知识目标：掌握穿脱防护服的目的、操作重点难点和注意事项。
2. 能力目标：能正确穿脱防护服，做好防护。
3. 素质目标：培养良好的职业防护意识，避免交叉感染。

一、操作流程

（一）用物准备

1. 一次性帽子、医用防护口罩、防护服、护目镜/面屏、手套、鞋套、靴套。
2. 速干手消毒剂、垃圾桶、黄色垃圾袋、黑色垃圾袋。
3. 穿衣镜。

（二）操作实施

穿脱防护服操作流程，见表1-4-1。

表1-4-1　穿脱防护服操作流程

操作流程	技术要求	解释说明(含动作、语言)
		操作者报告抽签号码，操作计时开始
前期准备	●携用物至一侧 ●评估环境 ●评估用物 ●操作者准备	●**携用物至一侧** 携用物至一侧(放置位置合适，便于操作) ●**评估环境** 环顾四周(口述：清洁、宽敞、明亮、定期消毒。) ●**评估用物** 检查所有用物(口述：用物准备齐全，一次性物品包装完整，在有效的使用期内，防护服大小合适，手套尺码合适。) ●**操作者准备** (口述：规范着装，修剪指甲，取下手表及饰品。)→查看速干手消毒剂(口述：速干手消毒剂在有效期内。)→洗手
戴帽子、口罩、手套	●戴一次性帽子 ●戴医用防护口罩 ●戴手套	●**戴一次性帽子** 取一次性帽子并撑开(双手置于帽子内面)→佩戴(从额前置于脑后，罩住头部)→整理(帽子包裹住全部头发、耳朵) ●**戴医用防护口罩** 检查医用防护口罩(口述：在有效期内，包装完好、无漏气。)→去除包装再次检查(检查口罩有无破损，系带是否牢固)(口述：口罩无破损，系带牢固。)→佩戴医用防护口罩(一手托住口罩外侧面，将口罩罩住鼻、口及下巴，鼻夹部向上紧贴面部，另一手拉下方系带置于颈后双耳下，拉上方系带置于头顶中部)→塑鼻夹(将双手指尖放在金属鼻夹上，从中间开始，向内按压鼻夹，并向两侧移动和按压，根据鼻梁的形状塑形鼻夹)→检查口罩密合性(双手完全盖住口罩快速呼气，如漏气需重新调整) ●**戴手套** 检查手套(口述：在有效期内，手套合适。)→去除包装弃于生活垃圾桶→戴手套
穿防护服	●检查防护服 ●穿下衣 ●穿上衣 ●戴帽子 ●拉拉链	●**穿防护服** 检查防护服(口述：在有效期内，包装完好、大小合适。)→去除包装再次检查(口述：无破损，无潮湿，穿着后背部可以完全被包裹。)→将防护服的帽子、衣袖握在手中，将拉链拉至底端(注意防护服不能触及地面)→穿下衣→穿上衣→戴帽子(完全遮盖住一次性帽子)→拉拉链→密封拉链口(注意防护服的颈部不能遮挡医用防护口罩)

续表1-4-1

操作流程	技术要求	解释说明(含动作、语言)
戴防护用品	戴护目镜或防护面屏	●**戴护目镜或防护面屏** 检查护目镜或防护面屏(口述:无破损,系带牢固。)→佩戴护目镜或防护面屏(护目镜或防护面屏置于眼部或头部合适位置)→调节并检查(调节合适的舒适度,检查佩戴是否牢固)
	戴外层手套	●**戴外层手套** 检查手套(口述:在有效期内,包装完好。)→去除包装弃于生活垃圾桶→戴手套(完全包裹住防护服袖口)
	穿内层鞋套、穿靴套	●**穿内层鞋套、穿靴套** 取内层鞋套→套在鞋子外面(整理至防护服裤筒内)→取靴套→穿靴套
	洗手,检查穿戴	●**洗手,检查穿戴** 洗手→对镜检查并活动(上肢可做伸展运动和上下运动,下蹲检查防护服的延展性)
脱防护服	●洗手 ●脱护目镜或防护面屏 ●脱防护服 ●脱其他防护用品 ●洗手	●**洗手** 洗手(口述:进入脱衣间一。) ●**脱护目镜或防护面屏** 双手拉侧方系带→摘护目镜或防护面屏(全程避免触碰护目镜前侧面,弃于医疗垃圾桶) ●**脱防护服** 解开防护服密封胶条→拉开防护服拉链→向上提拉,翻帽脱离头部→双手从后方由上向下脱防护服(边脱边卷,污染面向里,连同靴套、外层手套一同脱下弃于医疗垃圾桶) 洗手(口述:进入脱衣间二。) ●**脱其他防护用品** 脱内层鞋套(弃于医疗垃圾桶)→脱内层手套(弃于医疗垃圾桶)→洗手→脱一次性帽子(弃于医疗垃圾桶)→摘医用防护口罩(不要接触口罩前面,双手先解开下面的系带,再解开上面的系带,用手捏住口罩系带弃于医疗垃圾桶)→摘一次性帽子(弃于医疗垃圾桶) ●**洗手** 洗手→举手(口述:按规定处理用物、垃圾分类处置。操作完毕,谢谢老师。)→鞠躬→离场
	报告操作完毕,操作计时结束	

二、操作中的重点、难点

(一)戴帽子

确保头发、耳朵全部被包裹，不外露。

(二)戴口罩

1. 正确区分正反面、上和下。
2. 完全盖住口鼻，按压鼻夹，完全贴合鼻梁，不漏气。
3. 佩戴期间不触摸口罩外面。

(三)穿防护服

1. 取防护服，注意避免接触地面，检查有效期及完好情况。
2. 拉开拉链，先穿下半身，再穿上半身，然后戴帽子，系好拉链、扣子、密封条，双人互检。
3. 若防护服未能完全贴合面部，可用胶带辅助固定。

(四)穿防护服后

注意防护服的颈部不能遮挡医用防护口罩。

(五)脱防护服

边脱边卷，污染面向里，直至连同靴套、外层手套全部脱下。

三、操作中的注意事项

1. 脱防护用品处设置穿衣镜，脱防护服时动作尽量轻柔熟练。
2. 戴医用防护口罩时，注意避免系带压迫耳朵。
3. 戴手套后确保防护服袖口完全被包裹，手套出现破损，应及时更换。
4. 脱防护服时，注意双手应避免触碰防护服内侧，脱下的防护服应避免触碰身体前侧，操作全过程注意动作轻缓，全程注意避免抖动。
5. 脱医用防护服须按照"胶条—拉链—帽子—正身—下身"的顺序；手只能接触内侧，不要接触外侧，外侧不可接触内部衣物，也不可一脱到底，注意边脱边卷。
6. 脱医用防护口罩时，注意上身稍前倾，屏住呼吸，闭上双眼，双手先取下方系带，随后再取上方系带，整个过程，应注意避免触碰口罩外侧。

四、评分标准

穿脱防护服评分标准，见表 1-4-2。

表 1-4-2　穿脱防护服评分标准

项目名称	操作流程	技术要求	分值	扣分
基本要求 (3分)		行为举止,自我介绍,礼貌用语	1.5	
		现场评估(环境、物品)	1.5	
操作前 (8分)	评估计划 (8分)	● 携用物至一侧	1	
		● 评估环境	1	
		● 评估用物	4	
		● 操作者准备	2	
穿脱防护服 操作过程 (81分)	戴帽子、 口罩、手套 (8分)	● 戴一次性帽子	2	
		● 戴医用防护口罩	4	
		● 戴手套	2	
	穿防护服 (15分)	● 检查防护服	2	
		● 穿下衣	5	
		● 穿上衣	4	
		● 戴帽子	2	
		● 拉拉链	2	
	戴防护用品 (18分)	● 戴护目镜或防护面屏	4	
		● 戴外层手套	2	
		● 穿内层鞋套、穿靴套	8	
		● 洗手,检查穿戴	4	
	脱防护服 (40分)	● 洗手	1	
		● 脱护目镜或防护面屏	2	
		● 脱防护服	23	
		● 脱其他防护用品	12	
		● 洗手	2	
综合评价 (8分)	关键环节 (8分)	● 程序正确,操作规范,动作熟练	3	
		● 严格执行消毒隔离原则	3	
		● 用物齐全,按时完成	2	
操作总分			100	

完成时间:12分钟。

(曾育峰)

项目五　生命体征测量法

✦ 学习目标

1. 知识目标：掌握生命体征的正常值及测量记录方法、体温计和血压计的使用方法、操作中的注意事项。

2. 能力目标：能独立完成生命体征的测量。

3. 素质目标：培养严谨细致的工作作风，认真的工作态度。

一、操作流程

(一) 用物准备

1. 标准化患者(SP)。

2. 治疗车、治疗盘，内置清洁方盒(内盛已消毒的体温计，且读数在 35 ℃ 以下，消毒纱布若干)、体温计消毒盒(内盛消毒液)、血压计、听诊器、垫巾、记录本、笔、弯盘。

3. 速干手消毒剂、垃圾桶、黄色垃圾袋、黑色垃圾袋、护士挂表、口罩。

(二) 操作实施前一分钟准备

携用物至合适位置(口述：老师们好，我准备一下。)→查看床头/尾卡→与SP沟通(口述：您好，一会儿我来为您测量体温、脉搏、呼吸、血压。请问您 30 分钟内进食了吗？喝冷热饮料了吗？进行剧烈运动了吗？进行冷热敷了吗？可以让我看一下您的右手，再看一下您的腕带吗？好的，谢谢您。请稍等。)

(三) 操作实施

生命体征测量法操作流程，见表 1-5-1。

表1-5-1　生命体征测量法操作流程

操作流程	技术要求	解释说明(含动作、语言)
		操作者报告抽签号码，操作计时开始
评估解释	●核对患者信息(床号、姓名、住院号) ●解释目的并取得合作 ●评估患者肢体情况(主要为肢体皮肤及活动情况) ●洗手，戴口罩	●核对患者信息(床号、姓名、住院号) 查看医嘱单(口述：查看病例，核对医嘱。××，男，××岁，疾病名称。)→携医嘱单至床尾→核对床头/尾卡(口述：××床，××，住院号××。)→放下操作侧床栏(口述：××，您好！请告诉我您的床号、姓名。××床，××，是吧？我看一下您的腕带。)→查看对侧手腕带(口述：××床，××，住院号××。)→将患者手放平、盖好→环看四周环境(口述：环境安静、整洁，光线充足，温度适宜。) ●解释目的并取得合作 (口述：××，为了更全面地了解您的病情，我来为您测量体温、脉搏、呼吸、血压，请您配合我，好吗?) ●评估患者肢体情况(主要为肢体皮肤及活动情况) 揭开盖被露出右手→(口述：我看一下您手臂的皮肤，您的腋窝有伤口吗？好的，您稍等。) ●洗手，戴口罩 查看速干手消毒剂(口述：速干手消毒剂在有效期内。)→取速干手消毒剂→洗手→戴口罩
体温测量	●擦干腋下汗液 ●放置体温计 ●看测量时间	●擦干腋下汗液 解开患者上衣上部纽扣→取纱布→轻轻擦干患者对侧腋下汗液 ●放置体温计 将体温计水银端放于患者腋窝深处紧贴皮肤(口述：现在我把体温计水银端放在您腋窝深处，请您屈臂于胸前，夹紧体温计，但不可用力。) ●看测量时间 测10分钟
脉搏测量	●将患者手臂放于合适位置 ●测量脉搏	●将患者手臂放于合适位置 将患者近侧手平放，掌心向下→操作者用食指、中指、无名指的指腹按在患者桡动脉表面，力度以触摸到动脉搏动为宜 ●测量脉搏 (口述：一般患者，正常情况下数半分钟乘以2即为每分钟脉搏数，异常情况下数1分钟；脉搏短绌者，两名护士同时测量，一人听心率，另一人数脉搏，计数1分钟。)

续表1-5-1

操作流程	技术要求	解释说明(含动作、语言)
呼吸测量	●观察患者胸部或腹部的起伏情况 ●测量呼吸	●**观察患者胸部或腹部的起伏情况** 维持数脉搏状→观察患者胸部或腹部的起伏次数 ●**测量呼吸** 正常情况下数半分钟乘以2(呼吸微弱不易观察者用少许棉花置于患者鼻孔前→观察棉花吹动次数→数1分钟)→记录脉搏与呼吸的测量结果
血压测量	●安置体位 ●缠好袖带 ●放置听诊器 ●测量血压 ●整理归位	●**安置体位** 患者取平卧位(或坐位)→露出近侧手臂→手臂位置与心脏处于同一水平(坐位:平第四肋。卧位:平腋中线)→袖子上卷至肩部(袖口不可太紧,如太紧可脱掉近侧衣袖)→伸直肘部→手掌向上 ●**缠好袖带** 取垫巾包裹上臂中段→取血压计→平放于近侧手臂外侧→打开血压计→取出袖带→驱尽袖带内空气→平整无折地缠于上臂中部(其下缘距肘部2~3 cm,松紧以能插入1指为宜) ●**放置听诊器** 打开水银槽开关→在肘窝部扣及肱动脉的搏动→戴听诊器→将听诊器胸件置于肱动脉处→左手固定听诊器 ●**测量血压** 右手握加压气球→关闭气门→充气(充气至肱动脉搏动音消失再升高20~30 mmHg)→缓慢放气(使水银柱以每秒4 mmHg的速度缓慢下降),眼睛视线与水银面处于同一高度→当听到第一声搏动声时,水银柱所指刻度即为收缩压→搏动音减弱或消失时,水银柱所指刻度为舒张压→放尽余气→撤除血压计袖带 ●**整理归位** 将患者衣袖放下或穿好衣服→将血压计右倾45°,使水银全部进入水银槽后→关水银槽开关→将袖带折叠平整,放入血压计盒内→盖好血压计盒盖→将血压计、听诊器放于治疗盘内
整理记录	●取体温计 ●整理记录	●**取体温计** 取纱布→从患者腋下取出体温计→擦干体温计玻璃管汗液(禁止擦水银端)→体温计读数→将体温计放入消毒液中浸泡 ●**整理记录** 协助患者扣上衣纽扣→整理被子并盖好,安置患者于安全舒适体位→放呼叫器于易取处→洗手→记录→必要时健康宣教→举手(口述:操作完毕,谢谢老师。)→鞠躬→推车离场
报告操作完毕,操作计时结束		

二、操作中的重点、难点

(一)体温测量法

测量腋温时,体温计水银端放在腋窝深处紧贴皮肤,并屈臂过胸夹紧。

(二)脉搏测量法

1. 测量脉搏时,护士应将食指、中指、无名指的指端触按于患者桡动脉处。避免用大拇指诊脉,因为大拇指的小动脉搏动易与桡动脉搏动相混淆。

2. 出现细脉者,应由两名护士同时测量,一人听心率,另一人数脉搏,由听心率者发出"起""停"口令,计时1分钟。记录为心率/脉率。

(三)呼吸测量法

1. 护士测完脉搏后,手指仍保持测脉搏状态,观察患者胸、腹起伏。

2. 异常患者需测1分钟。

3. 危重患者呼吸微弱,可用少许棉花置于患者鼻孔前,观察棉花被吹动的次数,计时1分钟。

(四)血压测量法

1. 测量血压时,要求患者手臂与心脏处于同一水平。

2. 测量前驱尽袖袋内空气,测量时将袖带平整地缠于上臂中部,下缘距肘窝2~3 cm,松紧以能插入1指为宜。

3. 先触动脉搏动,再将胸件置于动脉搏动最明显处,用一手稍加固定,另一手握住输气球,关闭气门,充气至肱动脉搏动消失,再升高20~30 mmHg(2.6~4.0 kPa)后缓慢放气。放气过程中听到第一声搏动声,水银柱所指刻度为收缩压,声音突然变弱或消失,此时读数为舒张压。

三、操作中的注意事项

1. 患者进行冷热疗法、剧烈运动后,须间隔30分钟再测量生命体征。

2. 测量体温注意事项:

(1)切忌把体温计放入热水中清洗或沸水中煮,以防爆裂。

(2)根据患者病情选择合适的测量方法:①凡婴幼儿,精神异常、昏迷、口鼻腔手术及呼吸困难、不合作者,不宜测口温;②凡消瘦不能夹紧体温计、腋下出汗较多者,以及腋下有炎症、创伤或手术者不宜测腋温;③凡直肠或肛门手术、腹泻及心肌梗死患者不宜测肛温。

(3)测口温时,患者不慎咬破体温计,应立即清除玻璃碎屑,以免损伤,口服牛奶或蛋清延缓汞吸收,如病情允许(食管胃底静脉曲张患者不允许),可服粗纤维食物,以加速汞的排出。

（4）特殊人群（如婴幼儿、昏迷、危重及精神异常者）测体温时，应有专人看护，以免发生意外。

（5）发现体温与病情不符时，护士应查找原因并重新测量，必要时测肛温或口温。

3. 为偏瘫患者测脉搏时，应选择健侧肢体。

4. 测量呼吸注意事项：

（1）测量呼吸时，应注意观察节律、深浅度、音响及气味的变化。

（2）因呼吸可受意识控制，测量呼吸时，应注意不要让患者觉察，以保证测量的准确性。

5. 测量血压注意事项：

（1）需要密切观察血压并应做到四定（定时间、定部位、定体位、定血压计）。

（2）测量前应检查血压计及听诊器是否符合要求，袖带的宽窄是否合适，水银是否充足，玻璃管有无裂缝，玻璃管上端是否和大气相通，橡胶管和加压气球有无老化、漏气，听诊器是否完好等。

（3）正确选择测量肢体，如一侧肢体偏瘫、肢体外伤或手术的患者应选择健侧测量血压。

（4）测量血压时，血压计充气不可过快、过高，如水银柱里出现气泡，应调节或检修，不可带气泡测量，用毕应及时关闭水银柱下面的开关。

（5）发现血压听不清或有异常时应重测，并注意使水银柱降至"0"点，休息片刻后再测，必要时，双侧对照测量。

（6）袖带包裹不宜过松或过紧，测压过程中放气速度以每秒 4 mmHg 为宜，以免造成测量误差。

四、评分标准

生命体征测量评分标准，见表 1-5-2。

表1-5-2　生命体征测量评分标准

项目名称	操作流程	技术要求	分值	扣分
基本要求 (3分)		行为举止，自我介绍，礼貌用语	1.5	
		结合案例现场评估(患者、环境、安全)	1.5	
生命体征 测量操作 过程 (77分)	评估准备 (15分)	●核对患者信息(床号、姓名、住院号)	2	
		●解释目的并取得合作	2	
		●评估患者肢体情况(主要为肢体皮肤及活动情况)	4	
		●用物准备情况	5	
		●洗手，戴口罩	2	
	体温测量 (8分)	●擦干腋下汗液	2	
		●放置体温计	4.5	
		●看测量时间	1.5	
	脉搏测量 (7分)	●将患者手臂放于合适位置	2	
		●测量脉搏	5	
	呼吸测量 (7分)	●观察患者胸部或腹部的起伏情况	2	
		●测量呼吸	5	
	血压测量 (28分)	●安置体位	5	
		●缠好袖带	5	
		●放置听诊器	3	
		●测量血压	10	
		●整理归位	5	
	整理记录 (12分)	●取体温计并读数	5	
		●整理床单位及用物	2	
		●记录结果	5	
综合评价 (20分)	人文关怀 (10分)	●注意保护患者安全	3	
		●职业防护	1.5	
		●沟通有效	2.5	
		●充分体现人文关怀	3	
	关键环节 (10分)	●临床思维：根据案例，护理措施全面正确	4	
		●测量准确	6	
操作总分			100	

完成时间：8分钟。

(敖琴英)

模块二
生活护理

项目一　特殊口腔护理

学习目标

1. 知识目标：掌握特殊口腔护理适应证、常用漱口溶液的种类及其作用、操作重点难点、注意事项。

2. 能力目标：能独立完成特殊口腔护理操作。

3. 素质目标：尊重患者，具有人文关怀意识，具备良好的沟通技巧。

一、操作流程

（一）用物准备

1. 标准化患者（SP）：口腔护理模型。

2. 治疗车、治疗盘、口腔护理包（内盛治疗碗2个、棉球18个、石蜡油棉球1个、弯血管钳2把、弯盘2个、压舌板1个、纱布数块）或一次性口腔护理包、杯子（内盛温开水、吸水管）、一次性垫巾、手套、手电筒、漱口溶液。必要时备开口器。

3. 速干手消毒剂、垃圾桶、黄色垃圾袋、黑色垃圾袋。

（二）操作实施前一分钟准备

携用物至合适位置（口述：老师们好，我准备一下。）→查看床头/尾卡信息→检查口腔护理模型位置、偏头、翘舌→查看腕带信息→检查呼叫器位置→拉起两侧床栏。

（三）操作实施

特殊口腔护理操作流程，见表2-1-1。

表 2-1-1　特殊口腔护理操作流程

操作流程	技术要求	解释说明(含动作、语言)
		操作者报告抽签号码,操作计时开始
评估解释	● 核对患者信息,向患者解释并取得合作 ● 评估患者口腔情况 ● 洗手,戴口罩	●核对患者信息,向患者解释并取得合作 手持病历核对床头/尾卡(口述:××床,××,住院号××。)→放平近侧床栏(口述:××,您好,请您告诉我您的床号、姓名。)→查看病历(口述:我看一下您的腕带。××床,××,住院号××。)→盖好盖被(口述:××,因为您在发热,我来给您做口腔护理,请您配合我好吗? 您有假牙吗? 那我帮您检查一下口腔。)→合上病历,并将其放在治疗车上层 ●评估患者口腔情况 取手电筒(口述:请您张开嘴。翘翘舌头。)→手轻放在患者鼻根处(避免光源照射眼睛)→检查口腔(顺序为右、上、左、下)→关手电筒(口述:口腔黏膜完好,无义齿。)→放回手电筒 ●洗手,戴口罩 检查速干手消毒剂(口述:速干手消毒剂在有效期内。)→洗手(口述:××,口腔护理就是用漱口液浸湿的棉球来清洗您的牙齿和口腔,就像您平时刷牙一样,没有什么不舒服的,您只要配合我就好了。)→戴口罩
安置体位	● 铺垫巾,置弯盘 ● 协助患者头偏向护士一侧	●铺垫巾,置弯盘 取一次性垫巾→平铺于下颌处 ●协助患者头偏向护士一侧 双手协助患者偏头(口述:××,请将头偏向我这一侧。)→检查口腔护理包(口述:口腔护理包在有效期内,包布无潮湿、无污渍、无破损。)→打开口腔护理包→取一次性压舌板检查并去掉包装置于碗内→取弯盘置于口角旁
协助漱口	● 湿润口唇 ● 协助漱口	●湿润口唇 检查棉签(口述:棉签在有效期内,包装完好。)→取棉签蘸温开水点涂口唇(口述:××,先给您湿润一下嘴唇。)→棉签弃于医疗垃圾桶 ●协助漱口 取水杯漱口(口述:××,请含口水漱口,不要咽下去了。)→放回水杯→取纱布、弯盘→托患者颈肩(口述:来,把水吐在弯盘里。)→用纱布擦拭口角旁水渍(口述:我给您擦干水渍。)→纱布弃于医疗垃圾桶→检查漱口液(口述:漱口液已开封,在有效期内。)→倒漱口溶液浸湿棉球

续表 2-1-1

操作流程	技术要求	解释说明(含动作、语言)
擦洗口腔	● 清点棉球数 ● 擦洗左侧牙外侧面 ● 同法擦右侧 ● 擦洗左上内侧面→左上咬合面→左下内侧面→左下咬合面→左侧颊部 ● 同法擦右侧 ● 擦硬腭、舌上面、舌下面	● **清点棉球数** 清点棉球(口述:2、4、6、8……18 个棉球。) ● **擦洗左侧牙外侧面** 夹取棉球拧干(口述:请您轻轻咬合上下齿,先给您洗左侧牙齿的外侧面。)→拿压舌板撑开左侧颊部→擦洗左边牙齿的外侧面(纵行)→棉球弃于弯盘中 ● **同法擦右侧** 夹取棉球拧干(口述:右侧牙齿的外侧面。)→拿压舌板撑开右侧颊部→擦洗右边牙齿的外侧面(纵行)→棉球弃于弯盘中 ● **擦洗左上内侧面→左上咬合面→左下内侧面→左下咬合面→左侧颊部** 依次夹取棉球拧干清洗左边牙齿的上内侧面(上下刷)→上咬合面(螺旋式从内向外)→下内侧面→下咬合面→颊部(口述:××,您感觉口里有水吗?没有是吧,好的。) ● **同法擦右侧** (口述:同法洗右边。请张嘴,给您清洗右侧牙齿的上内侧面。)依次夹取棉球拧干擦洗右边牙齿的上内侧面(上下刷)→(口述:上咬合面。)上咬合面(螺旋式从内向外。)→(口述:下内侧面。)下内侧面→下咬合面(口述:下咬合面。)→颊部(口述:颊部。××,有些累了吧?您再坚持一会,马上就好了。) ● **擦硬腭、舌上面、舌下面** 夹取棉球拧干擦洗硬腭(口述:请您把嘴张大些,给您擦洗硬腭。感觉口里有水吗?好的。)→夹取棉球拧干擦洗舌面(口述:请把舌头伸出来擦洗舌面。)→夹取棉球拧干→拿压舌板撬开舌头(口述:请您翘起舌头,擦洗舌下。对,很好。)→压舌板、钳子置于弯盘内
漱口涂药	● 检查口腔 ● 协助漱口,擦净口唇,酌情涂药于患处	● **检查口腔** 取手电筒(口述:再给您检查一下口腔,请张开嘴。)→检查口腔(口述:无棉球遗漏、无异味、无损伤。) ● **协助漱口,擦净口唇,酌情涂药于患处** 取水杯(口述:××,再漱口,含口水,不要咽下去了。)→放水杯于治疗车下层→弃吸水于医疗垃圾桶→取纱布、弯盘,托患者的颈肩(口述:来,把水吐在弯盘里。)→纱布口角旁水渍(口述:我给您擦干。)→纱布弃于医疗垃圾桶→取棉签蘸石蜡油(口述:必要时遵医嘱涂药于患处。)→点涂口唇(口述:看您嘴唇有些干,我给您涂点润唇油。)→棉签弃于医疗垃圾桶

续表 2-1-1

操作流程	技术要求	解释说明(含动作、语言)
安置整理	● 撤弯盘、垫巾,协助患者取舒适体位,整理床单位 ● 清点棉球 ● 处理用物	● **撤弯盘、垫巾,协助患者取舒适体位,整理床单位** 将碗内剩余的棉球倒入弯盘→撤弯盘→放弯盘于治疗车下层→撤一次性垫巾→一次性垫巾绕圈并拧紧弃于医疗垃圾桶→双手扶患者头部摆正(口述:××,您可以把头睡正了。)→整理盖被(口述:协助患者取舒适体位。)→拉床栏(口述:拉好双侧床栏。) ● **清点棉球** 清点棉球数(口述:2、4、6、8……18 个棉球,与操作前一致。)→压舌板、棉球弃于医疗垃圾桶→弯盘置于治疗车下层 ● **处理用物** 一次性垫巾放于治疗盘内→整理护理盘置于治疗车下层(口述:用物按规定处置,垃圾分类处理。)
洗手、记录	● 洗手,摘口罩 ● 记录口腔黏膜情况和护理后患者反应	● **洗手,摘口罩** 洗手(口述:××,口腔护理做完了,您感觉怎么样? 好,那您多喝点水,有利于降温;也要多漱口,保持口腔清洁湿润,增加舒适感;呼叫器在您床头,有需要您就按一下。谢谢您的配合,您好好休息。)→摘口罩弃于医疗垃圾桶 ● **记录口腔黏膜情况和护理后患者反应** 查看时间→记录(口述:患者口腔黏膜完整,无其他异常。)→举手(口述:操作完毕,谢谢老师。)→鞠躬→推车离场

报告操作完毕,操作计时结束

二、操作中的重点、难点

(一)漱口溶液的选择

常用漱口溶液见表 2-1-2。

表 2-1-2　常用漱口溶液

序号	溶液名称	浓度	作用
1	氯化钠溶液	0.9%	清洁口腔,预防感染
2	朵贝尔氏液(复方硼酸溶液)		轻度抑菌,除臭
3	过氧化氢溶液	1%~3%	抗菌除臭,适用于口腔有溃烂、坏死组织者

续表 2-1-2

序号	溶液名称	浓度	作用
4	碳酸氢钠溶液	1%~4%	碱性溶液，用于真菌感染
5	呋喃西林溶液	0.02%	清洁口腔，广谱抗菌
6	醋酸溶液	0.1%	适用于铜绿假单胞菌感染
7	甲硝唑溶液	0.8%	对厌氧菌感染有效
8	硼酸溶液	2%~3%	酸性防腐溶液，有抑制细菌的作用

(二)擦洗部位及使用棉球数量

1. 左边牙齿的外侧面(1个)。
2. 右边牙齿的外侧面(1个)。
3. 左上内侧面(1个)。
4. 左上咬合面(1个)。
5. 左下内侧面(1个)。
6. 左下咬合面(1个)。
7. 左侧颊部(1个)。
8. 右上内侧面(1个)。
9. 右上咬合面(1个)。
10. 右下内侧面(1个)。
11. 右下咬合面(1个)。
12. 右侧颊部(1个)。
13. 擦硬腭(1个)。
14. 舌上面(1个)。
15. 舌下面(1个)。

(三)擦洗方法

1. 上下擦洗牙齿的内侧和外侧面。
2. 螺旋式擦洗咬合面。
3. "Z"字形擦洗硬腭。
4. "U"字形擦洗舌下。

三、操作中的注意事项

1. 擦洗时动作要轻柔，有凝血功能障碍者应防止碰伤黏膜及牙龈，以免引起出血。
2. 昏迷者禁忌漱口，需用张口器时，应从臼齿处放入，擦洗时需用血管钳夹紧棉球，每次只夹1个，防止棉球遗留在口腔。棉球不可太湿，以防止患者将溶液吸入呼吸道。
3. 长期使用激素和抗生素的患者要特别注意口腔黏膜有无真菌感染。

4. 做好义齿护理。

5. 传染患者的用物应按消毒隔离原则处理。

四、评分标准

特殊口腔护理评分标准，见表2-1-3。

表 2-1-3 特殊口腔护理评分标准

项目名称	操作流程	技术要求	分值	扣分
基本要求 (3分)	行为举止，自我介绍，礼貌用语		1.5	
	结合案例现场评估(患者、环境、安全)		1.5	
特殊口腔 护理操作 过程 (77分)	评估解释 (15分)	●核对患者信息，向患者解释并取得合作 ●评估患者口腔情况 ●洗手，戴口罩	5 5 5	
	安置体位 (6分)	●铺垫巾，置弯盘 ●协助患者头偏向护士一侧	3 3	
	协助漱口 (9分)	●湿润口唇 ●协助漱口	4 5	
	擦洗口腔 (20分)	●清点棉球数 ●擦洗左侧牙外侧面 ●同法擦右侧 ●擦洗左上内侧面→左上咬合面→左下内侧面→左下咬合面→左侧颊部 ●同法擦右侧 ●擦硬腭、舌上面、舌下面	3 2 2 5 5 3	
	漱口涂药 (6分)	●检查口腔 ●协助漱口，擦净口唇，酌情涂药于患处	3 3	
	安置整理 (12分)	●撤弯盘、垫巾，协助患者取舒适体位，整理床单位 ●清点棉球 ●处理用物	4 5 3	
	洗手、记录 (9分)	●洗手，摘口罩 ●记录口腔黏膜情况和护理后患者反应	4 5	

续表 2-1-3

项目名称	操作流程	技术要求	分值	扣分
综合评价 （20分）	关键环节 （15分）	● 按时完成 ● 注意保护患者安全和职业防护 ● 程序正确，操作规范，动作熟练	5 5 5	
	护患沟通 （5分）	● 沟通有效 ● 充分体现人文关怀	2 3	
操作总分			100	

完成时间：8分钟。

（刘莉华、刘晶晶）

项目二　卧床患者更换床单法

✦ 学习目标

1. 知识目标：掌握更换床单的目的、方法、注意事项。
2. 能力目标：能规范、正确实施卧床患者更换床单法。
3. 素质目标：培养安全意识和护患沟通能力，操作中能体现人文关怀。

一、操作流程

(一) 用物准备

1. 标准化患者(SP)。
2. 护理车上层：从下至上依次为枕套、被套、中单、大单。
3. 护理车中层：皮肤护理盘、速干手消毒剂、50%乙醇、弯盘、卫生纸、笔、记录本。
4. 护理车下层：床刷及刷套，清洁便盆及便盆布。

(二) 操作实施前一分钟准备

携用物至合适位置(口述：老师们好，我准备一下。)→查看床头/尾卡→与 SP 沟通(口述：您好，等会我来给您更换床单位，请您配合我，好吗？需要我协助您大小便吗？看下您的腕带。谢谢您，您稍等，我去准备一下。)→拉起两侧床栏。

(三) 操作实施

卧床患者更换床单操作流程，见表 2-2-1。

表 2-2-1 卧床患者更换床单操作流程

操作流程	技术要求	解释说明(含动作、语言)
		操作者报告抽签号码，操作计时开始
核对解释	●核对患者信息(床号、姓名、住院号) ●解释更换床单的目的并取得合作 ●评估环境 ●洗手，戴口罩	●核对患者信息(床号、姓名、住院号) 携用物至床尾(距床约 40 cm)→查看床头/尾卡(口述：××床，××，住院号××。)→放下操作侧床栏(口述：××，您好！请告诉我您的床号、姓名。××床，××，是吧？我看一下您的腕带。)查看腕带(口述：××床，××，住院号××。)→将患者手放平、盖好→关闭门窗，拉好窗帘 ●解释更换床单的目的并取得合作 (口述：××，您好，我是您的责任护士××，由于您刚做完手术，床单位有些污渍，我要给您更换床单位，请您配合我，好吗?) ●评估环境 环看四周环境(口述：环境安静、整洁、光线充足、温度适宜、能保护患者隐私、无人进餐，适合操作。) ●洗手，戴口罩 查看速干手消毒剂(口述：速干手消毒剂在有效期内。)→取速干手消毒剂→洗手→戴口罩
移开桌椅	●移开桌椅	●移开桌椅 移开床旁桌 20 cm 左右，床旁椅向床尾平移开 30~40 cm。如病情许可，放平床头及床尾支架，拉好对侧床栏。
按摩背部	●蘸 50%乙醇均匀涂抹患者背部 ●用手掌的大、小鱼际肌按摩 ●用拇指指腹按摩	●蘸 50%乙醇均匀涂抹患者背部 松开盖被→协助患者侧卧靠近操作者，背朝操作者→暴露背部→操作者双手蘸 50%乙醇由上往下均匀涂抹患者背部(口述：××，我要用乙醇帮您按摩背部，以促进血液循环，预防压疮。) ●用手掌的大、小鱼际肌按摩 用手掌的大、小鱼际肌从下往上依次按摩臀部上方→脊柱两旁→肩部→肩峰→向下至髂部→骶尾部 ●用拇指指腹按摩 用拇指指腹蘸 50%乙醇→由骶尾部开始沿脊柱按摩至第 7 颈椎处(由轻至重、由重至轻按摩)→(口述：按摩完毕。)→整理衣裤→协助患者平卧

续表 2-2-1

操作流程	技术要求	解释说明（含动作、语言）
更换床单	●协助患者侧卧至床对侧 1/2 处 ●撤大单 ●更换大单	●协助患者侧卧至床对侧 1/2 处 将枕头移向对侧→协助患者侧卧至床对侧 1/2 处→盖好被子 ●撤大单 松开近侧中单、橡胶单、大单→用中单擦净橡胶单后卷于患者身下→橡胶单搭于患者身上→将大单卷起平塞入患者身下→用床刷从床头至床尾扫净褥上渣屑 ●更换大单 取清洁大单→将清洁大单中线与床中线对齐→从床头至床尾展开→对侧一半平卷塞于患者身下→铺好近侧大单→放平橡胶单→取清洁中单放于橡胶单上→对齐中线展开→对侧半幅中单卷起塞于患者身下→近侧半幅中单和橡胶单一并塞入床垫下→将枕头移向近侧→助患者卧于铺好的一边→拉起近侧床栏→操作者转至床对侧→放下床栏→松开中单、橡胶单、大单→用中单反面擦净橡胶单后卷放于患者身下→橡胶单搭于患者身上→将污大单从床头卷至床尾与污中单一并放入污物袋内→用床刷从床头至床尾扫净床褥上的渣屑→将清洁大单扯平→依铺床法将大单铺好→从患者身上将橡胶单放下展平→中单拉平后与橡胶单一并塞入床垫下→助患者舒适地卧于床中间
更换枕套	●撤除污枕套 ●套清洁枕套	●撤除污枕套 取出枕头至床尾→撤除污枕套并将其放入污物袋内 ●套清洁枕套 套清洁枕套→拍松→将枕头置于患者头下→开口端背门
更换被套	●呈 S 形折叠拉出盖被 ●铺清洁被套、套被 ●撤出污被套 ●整理盖被	●呈 S 形折叠拉出盖被 解开污被套开口→打开 1/3→棉胎在污被套内竖折三折再按扇形横折三折后拉出，放在治疗车上 ●铺清洁被套、套被 取清洁被套→正面向外平铺于污被套上→床尾端打开 1/3→按铺床法将被子套好 ●撤出污被套 在套好的被子下方从床头至床尾将污被套撤出→放入污物袋内 ●整理盖被 被子整平→叠成筒状盖好患者→尾端内折与床尾平齐

续表 2-2-1

操作流程	技术要求	解释说明(含动作、语言)
整理、记录	● 桌椅归位 ● 洗手、记录	● **桌椅归位** 移回床头柜→放回床旁椅 ● **洗手、记录** 洗手,摘口罩→记录翻身、按摩时间→健康宣教→举手(口述:操作完毕,谢谢老师。)→鞠躬→推车离场
	报告操作完毕,操作计时结束	

二、操作中的重点、难点

(一)背部按摩

1.用 50%乙醇涂抹患者背部。方向:由上往下。方法:均匀涂抹。

2.用手掌大、小鱼际肌按摩。按摩方向:从下往上。按摩部位:臀部上方、脊柱两旁、肩部、肩峰、髂部、骶尾部。

3.用拇指指腹按摩。按摩方向:从下往上。按摩部位:骶尾部、脊柱、第 7 颈椎。按摩方法:用拇指指腹蘸 50%乙醇,由轻至重、由重至轻按摩。

(二)更换床单位

1.用中单反面擦净橡胶单后,中单正面朝上卷,塞于患者身下。橡胶单搭于患者身上。

2.用床刷从床头至床尾扫净靠近操作者 1/2 床褥上渣屑。

3.更换被套时,将棉胎在污被套内竖折三折再按扇形横折三折后,拉出。

三、操作中的注意事项

1.患者的衣服、床单、被套、枕套等每周更换 1~2 次,如被汗液、血液、尿便等污染应及时更换。

2.病床应湿式清扫,做到一床一巾一消毒。污染物按规定处置。

3.操作中注意观察与询问患者有无不适,出现病情变化,应及时处理。

4.动作轻稳,减少过多翻动和暴露患者,保证其安全、舒适,防止疲劳和受凉。

5.注意节力原则。

6.与患者进行有效沟通,满足患者身心需要,使患者舒适、安全。

四、评分标准

卧床患者更换床单评分标准,见表 2-2-2。

表 2-2-2　卧床患者更换床单评分标准

项目名称	操作流程	技术要求	分值	扣分
基本要求 (3分)	行为举止，自我介绍，礼貌用语		1.5	
	结合案例现场评估(患者、环境、安全)		1.5	
卧床患者 更换床单 操作过程 (75分)	核对解释 (10分)	●核对患者信息(床号、姓名、住院号)	3	
		●解释更换床单的目的并取得配合	3	
		●评估环境	2	
		●洗手，戴口罩	2	
	移开桌椅 (3分)	●移开桌椅	3	
	按摩背部 (15分)	●蘸50%乙醇均匀涂抹患者背部	3	
		●用手掌的大、小鱼际肌按摩	6	
		●用拇指指腹按摩	6	
	更换床单 (22分)	●松开各层垫单	1	
		●扫净橡胶单和床垫上的碎屑，单子塞于患者身下	1	
		●铺近侧清洁大单	4	
		●铺近侧橡胶单和清洁中单	3	
		●助患者侧卧或平卧于铺好的一边	2	
		●转至对侧，松开各单	2	
		●扫净橡胶单，撤除污大、中单	1	
		●扫净床褥上的渣屑	2	
		●铺好大单、橡胶单、中单	4	
		●助患者舒适地卧于床中间	2	
	更换枕套 (5分)	●撤除污枕套	2	
		●套清洁枕套	3	
	更换被套 (15分)	●呈S形折叠拉出盖被	3	
		●铺清洁被套、套被	7	
		●撤出污被套、	2	
		●整理盖被	3	
	整理、记录 (5分)	●桌椅归位	1	
		●记录翻身、按摩时间	2	
		●健康教育	2	

续表 2-2-2

项目名称	操作流程	技术要求	分值	扣分
综合评价 (22分)	人文关怀 (12分)	● 注意保护患者安全 ● 不过多暴露患者 ● 沟通有效 ● 充分体现人文关怀	3 3 3 3	
	终末效果 (10分)	● 床单位平整	10	

完成时间：15分钟。

（唐鉴）

项目三　鼻饲法

学习目标

1. 知识目标：掌握鼻饲法目的、操作重点难点和注意事项。
2. 能力目标：能独立完成鼻饲操作。
3. 素质目标：培养严谨、科学的工作态度和良好的沟通能力，爱护、尊重护理对象。

一、操作流程

(一)用物准备

1. 标准化患者(SP)：鼻饲护理模型。
2. 置管用物：鼻饲饮食缸(内盛 38~40 ℃流质饮食)、温开水缸、盛温开水小药杯、一次性无菌手套、无菌置管包(压舌板、血管钳、镊子、纱布数块、石蜡油棉球、治疗碗、弯盘)、一次性垫巾、一次性注射器、一次性胃管、橡皮圈、别针、胶布、听诊器、手电筒、棉签。
3. 拔管用物：一次性垫巾、治疗碗(纱布数块)、一次性薄膜手套、弯盘、漱口杯(内盛漱口水和吸管)、棉签、松节油。
4. 治疗车、治疗盘(2 个)、医嘱单、记录单、笔、速干手消毒剂、垃圾桶、黄色垃圾袋、黑色垃圾袋。

(二)操作实施前一分钟准备

携用物至合适位置(口述：老师们好，我准备一下。)→检查枕头位置及护理模型位置并整理好衣服→查看腕带信息→查看床头/尾卡→检查床尾的摇柄→拉起两侧床栏→查看时间。

(三)操作实施

鼻饲法操作流程，见表2-3-1。

表 2-3-1　鼻饲法操作流程

操作流程	技术要求	解释说明(含动作、语言)
		操作者报告抽签号码，操作计时开始
评估解释	●核对患者信息，向患者解释并取得合作 ●评估患者病情、意识状态、鼻腔情况、插管史 ●洗手，戴口罩	●**核对患者信息，向患者解释并取得合作** 查看医嘱单(口述：查看病例，核对医嘱。××，女，××岁，疾病名称。)→拿医嘱单核对床头/尾卡(口述：××床，××，住院号××。)→放下操作侧床栏(口述：××，您好！请告诉我您的床号、姓名。××床，××，是吧？我看一下您的腕带。)→查看手腕带(口述：××床，××，住院号××。神志清楚。)→将患者手放平、盖好(口述：××，由于您现在自己不能吃东西，我遵医嘱来给您插胃管。) ●**评估患者病情、意识状态、鼻腔情况、插管史** (口述：您以前鼻腔做过手术吗？好，那我给您检查一下。)→将病历夹放于治疗车上→取手电筒(口述：请将头稍稍后仰。)→检查双侧鼻腔(口述：鼻中隔无偏曲，鼻黏膜完好。)→轮流按压两侧鼻孔(口述：请您配合我吸气，呼气，吸气，呼气，鼻腔通畅。您以前插过胃管吗？有活动性假牙吗？)→手电筒放治疗车下层 ●**洗手，戴口罩** 检查速干手消毒剂(口述：速干手消毒剂在有效期内)→洗手(口述：××，插胃管就是将一根软管从鼻腔插到胃内，从管内注入水和流质食物。插管时我会轻柔些的，也请您配合我做深呼吸和吞咽动作，就像您平时咽口水一样。)→戴口罩
安置体位	●协助患者选择合适卧位 ●铺巾定位	●**协助患者选择合适卧位** 拉起操作侧床栏(口述：您躺好，为了方便插管，我将床头摇高。)→走至床尾摇床，到预定位置(口述：××，这个速度还可以吗？)→走至患者身旁放下操作侧床栏(口述：协助患者选择合适体位。)→备胶布(3根) ●**铺巾定位** 铺一次性垫巾(口述：××，我触摸一下您的剑突，确定插管长度。位置定好了，请暂时保持这个姿势不要动。)
清洁鼻腔	●选择鼻腔，并清洁到位 ●戴无菌手套，放置弯盘	●**选择鼻腔，并清洁到位** 查看棉签(口述：在有效期内，包装完好。)→取棉签蘸温水(口述：我清洁一下您的鼻腔，待会儿我就从右侧鼻腔插管。)→查看并打开无菌鼻饲包(口述：在有效期内，包布无潮湿、无污渍、无破损。)→检查胃管、注射器(口述：在有效期内，包装完好。)→去除外包装放入鼻饲包中 ●**戴无菌手套，放置弯盘** 检查手套(口述：在有效期内，包装完好。)→戴手套→弯盘置于颌下

续表 2-3-1

操作流程	技术要求	解释说明(含动作、语言)
量管润管	● 检查注射器、胃管 ● 比量插入长度 ● 润滑胃管前端(15~20 cm),处理胃管末端	● **检查注射器、胃管** 抽动注射器活塞→向胃管内注入空气→检查胃管→纱布包裹胃管末端(口述:﹡号胃管、刻度清晰、通畅、无漏气。) ● **比量插入长度** 比量插入长度(口述:前额发际至剑突××厘米。) ● **润滑胃管前端(15~20 cm),处理胃管末端** 手持胃管(口述:封闭胃管末端。)→取石蜡油纱布润滑(口述:润滑前端15~20 cm。)→查看病历,再次核对患者信息(口述:××,请再说一遍床号、姓名。××床,××,我来给您插管了,如果您感觉到不舒服请摇头示意。请配合我做深呼吸。)
插管验证	● 自鼻孔轻轻插入至咽喉部(10~15 cm)时,嘱患者吞咽,继续插入至预定长度 ● (口述)呛咳、呼吸困难、紫绀等问题的处理 ● 检查口腔内有无胃管盘曲 ● 初步固定胃管(固定于鼻翼) ● 检查胃管是否在胃内:三种方法(示范其中一种方法,口述另外两种方法)	● **自鼻孔轻轻插入至咽喉部(10~15 cm)时,嘱患者吞咽,继续插入至预定长度** 自鼻孔插管至咽喉部(口述:到咽喉部了,请做吞咽动作,吞、吞。张嘴我看看。好,继续,吞、吞。) ● **(口述)呛咳、呼吸困难、紫绀等问题的处理** 边插管边口述,如患者出现呛咳、呼吸困难、紫绀等立即拔管,休息片刻重新从对侧鼻腔插管。插管至××厘米 ● **检查口腔内有无胃管盘曲** 取压舌板查看口腔(口述:再张嘴我看看。胃管无盘曲。) ● **初步固定胃管(固定于鼻翼)** 压舌板弃于医疗垃圾桶→取胶布固定于鼻翼(口述:我先固定一下胃管。) ● **检查胃管是否在胃内:三种方法(示范其中一种方法,口述另外两种方法)** 反折胃管尾端并打开→取注射器连接胃管(口述:验证胃管在胃内。方法1,将胃管末端置于水中无气泡逸出。)→抽动注射器并查看(口述:方法2,抽出胃液;方法3,将听诊器置于胃部,快速注入10 mL空气听到气过水声。)→反折末端,分离注射器→封闭胃管末端→注射器弃于医疗垃圾桶
注食	● 注入温开水和食物,注食方法正确	● **注入温开水和食物,注食方法正确** 取注射器抽吸少量温开水匀速灌注(口述:××,我先注入少量温开水。)→再抽吸鼻饲液灌注(口述:现在注入的是牛奶。)→再抽吸适量温开水灌注(口述:××,我再注入些温开水。)→灌注完毕,封闭末端并抬高,使胃管内液体全部流入胃内

续表 2-3-1

操作流程	技术要求	解释说明(含动作、语言)
固定胃管	●再次固定胃管(同侧面颊) ●处理胃管末端,贴置管标识 ●妥善固定胃管,脱手套	●再次固定胃管(同侧面颊) 取胶布固定于同侧面颊(口述:脸颊这儿,我再固定一下。) ●处理胃管末端,贴置管标识 处理胃管末端(口述:××,您放心,胃管是在您的胃里。)→撤除弯盘、垫巾→脱手套→记录标识贴并贴于胃管上(口述:我在胃管上贴个标识。) ●妥善固定胃管,脱手套 取别针固定胃管于同侧衣肩(口述:我将胃管末端固定在您的衣肩上。)→脱手套
安置整理	●安置并观察患者,整理床单位 ●交代患者注意事项 ●洗手 ●记录置管日期和时间,鼻饲时间,鼻饲液种类、量及患者的反应	●安置并观察患者,整理床单位 安置并观察患者(口述:××,食物灌注完了,您感觉怎么样?)→整理床单位 ●交代患者注意事项 (口述:××,刚刚注食完毕,请您保持现在的体位30分钟,以免呕吐;胃管需要留置一段时间,在留置期间会有些不舒服,请您不要拔出来;您在翻身时要注意保护好胃管,防止滑脱。)→拉起操作侧床栏 ●洗手 洗手(口述:××,您有需要的时候请按床头铃,我也会经常来看您的。谢谢您的配合,您好好休息。) ●记录置管日期和时间,鼻饲时间,鼻饲液种类、量及患者的反应 记录(口述:做好记录。)
拔出胃管	●核对解释 ●垫巾铺于患者颌下并放弯盘,去胶布 ●戴手套拔管,管端至咽喉处快速拔出	●核对解释 (口述:根据医嘱,拔出胃管。)→携医嘱单至床尾→核对床头/尾卡(口述:××床,××,住院号××。)→放下操作侧床栏(口述:××,您好。请告诉我您的床号、姓名好吗?好的,我看一下您腕带。××床,××,住院号××。××,您现在可以自己吃东西了,我现在遵医嘱来给您拔胃管。) ●垫巾铺于患者颌下并放弯盘,去胶布 将病历放于治疗车上→松开别针(口述:我先把别针松开。)→别针松开后顺势将胃管置于患者头顶部→别针放在治疗车下层的弯盘内→铺一次性垫巾→弯盘置于颌下→撕掉胶布(口述:我把您脸上的胶布去掉。) ●戴手套拔管,管端至咽喉处快速拔出 戴薄膜手套(口述:××,拔管时请配合我做深呼吸)→取纱布→胃管绕在手上迅速拔管(口述:快到咽喉部了,屏气。)→将胃管抬高给患者看(口述:××,您看,胃管完整地拔出来了。)→胃管、手套一并弃于医疗垃圾桶

续表 2-3-1

操作流程	技术要求	解释说明(含动作、语言)
整理清洁	● 清洁患者口鼻、面部,擦去胶布痕迹 ● 放平床头 ● 按规定分类放置医疗垃圾 ● 洗手,取下口罩 ● 记录拔管时间和患者反应	● **清洁患者口鼻、面部,擦去胶布痕迹** 取纱布擦拭口鼻(口述:拔完管了,您感觉怎么样?)→取棉签、纱布擦拭面部痕迹(口述:把您脸上的胶布痕迹擦干净。)→撤除弯盘、垫巾 ● **放平床头** 拉起操作侧床栏(口述:您躺好,给您把床头摇平。)→走向床尾摇平床头(口述:这个速度还可以吗?) ● **按规定分类放置医疗垃圾** 整理物品(口述:用物按规定处置,垃圾分类处理。) ● **洗手,取下口罩** 洗手(口述:××,呼叫器就在您枕旁,需要的时候您就按一下,我也会经常来看您的。谢谢您的配合,您好好休息。)→摘口罩弃于医疗垃圾桶 ● **记录拔管时间和患者反应** 记录拔管时间和患者反应(口述:拔管后无异常,胃管完整。)→举手(口述:操作完毕,谢谢老师。)→鞠躬→推车离场

报告操作完毕,操作计时结束

二、操作中的重点、难点

(一) 测量胃管长度方法

1. 成人:自鼻尖经耳垂至剑突的距离或前额发际至剑突。
2. 小儿:眉间至剑突与脐中点的距离。

(二) 验证胃管在胃内的方法

1. 用注射器连接胃管抽出胃液。
2. 将胃管开口端置入水中,无气泡溢出。
3. 用注射器注入 10 mL 空气,同时用听诊器在胃部听到气过水声。

(三) 喂食前后注入温开水的目的

1. 喂食前注入温开水是为了润滑胃管内壁,防止食物粘连胃管内壁。
2. 喂食后注入温开水是为了冲洗胃管内壁,防止食物变质,以免下次喂食时,将变质的食物冲入胃内。

三、操作中的注意事项

1. 操作前进行有效的护患沟通，解释鼻饲目的及配合方法，消除患者的疑虑和不安全感。

2. 操作时动作应轻且稳，以防损伤鼻腔及食管黏膜。

3. 插胃管及灌注的过程中注意观察患者反应，正确处理操作中遇到的问题。

4. 每次灌注前需证实胃管在胃内。

5. 每次鼻饲量不超过 200 mL，间隔时间不少于 2 小时，温度 38 ℃。

6. 服用药物时应将药片研碎，溶解后再灌入；新鲜果汁和奶液应分别注入，防止产生凝块。

7. 灌注过程中要避免灌入空气，以防造成腹胀；避免灌入速度过快，防止不适应；避免鼻饲液过热或过冷，防止烫伤黏膜和胃部不适。

8. 长期鼻饲者每天进行口腔护理，每周更换胃管 1 次，晚间末次喂食后拔出，翌晨从另一侧鼻孔插入。

四、评分标准

鼻饲法评分标准，见表 2-3-2。

表 2-3-2　鼻饲法评分标准

项目名称	操作流程	技术要求	分值	扣分
基本要求 （3分）	行为举止，自我介绍，礼貌用语		1.5	
	结合案例现场评估（患者、环境、安全）		1.5	
鼻饲操作过程 （77分）	评估解释 （10分）	● 核对患者信息，向患者解释并取得合作 ● 评估患者病情、意识状态、鼻腔情况、插管史 ● 洗手，戴口罩	2 6 2	
	安置体位 （4分）	● 协助患者选择合适卧位 ● 铺巾定位	2 2	
	清洁鼻腔 （4分）	● 选择鼻腔，并清洁到位 ● 戴无菌手套，放置弯盘	1 3	
	量管润管 （6分）	● 检查注射器、胃管 ● 比量插入长度 ● 润滑胃管前端（15～20 cm），处理胃管末端	2 2 2	

续表 2-3-2

项目名称	操作流程	技术要求	分值	扣分
鼻饲操作过程（77分）	插管验证（13分）	● 自鼻孔轻轻插入至咽喉部（10～15 cm）时，嘱患者吞咽，继续插入至预定长度	3	
		● (口述)呛咳、呼吸困难、紫绀等问题的处理	1	
		● 检查口腔内有无胃管盘曲	2	
		● 初步固定胃管（固定于鼻翼）	1	
		● 检查胃管是否在胃内：三种方法（示范其中一种方法，口述另外两种方法）	6	
	注食（7分）	● 注入温开水和食物，注食方法正确	7	
	固定胃管（7分）	● 再次固定胃管（同侧面颊）	2	
		● 处理胃管末端，贴置管标识	2	
		● 妥善固定胃管，脱手套	3	
	安置整理（7分）	● 安置并观察患者，整理床单位	2	
		● 交代患者注意事项	3	
		● 洗手	1	
		● 记录置管日期和时间，鼻饲时间，鼻饲液种类、量及患者的反应	1	
	拔出胃管（9分）	● 核对解释	2	
		● 垫巾铺于患者颌下并放弯盘，去胶布	2	
		● 戴手套拔管，管端至咽喉处快速拔出	5	
	整理清洁（10分）	● 清洁患者口鼻、面部，擦去胶布痕迹	2	
		● 放平床头	2	
		● 按规定分类放置医疗垃圾	2	
		● 洗手，取下口罩	2	
		● 记录拔管时间和患者反应	2	
综合评价（20分）	规范熟练（15分）	● 程序正确，操作规范，动作熟练	6	
		● 注意保护患者安全和职业防护	6	
		● 按时完成	3	
	护患沟通（5分）	● 沟通有效	2	
		● 充分体现人文关怀	3	
操作总分			100	

完成时间：12分钟。

（刘海燕）

项目四 女患者留置导尿术

学习目标

1. 知识目标：掌握导尿目的及操作重点难点、注意事项。
2. 能力目标：能正确实施导尿操作。
3. 素质目标：操作中能体现人文关怀，尊重关爱患者，保护患者隐私，确保患者安全舒适。

一、操作流程

(一) 用物准备

1. 标准化患者(SP)：女患者导尿模型。
2. 会阴消毒包：治疗碗1个(内盛消毒棉球10余个)，血管钳1把、弯盘1个。
3. 无菌导尿包：方盒、纱布3块、弯盘2个、止血钳2把、试管、石蜡油棉球小瓶、盛有4个棉球的小药杯、孔巾、消毒钳；无菌持物钳、无菌手套2副、一次性导尿管、一次性引流袋、注射器1个(10 mL)、络合碘、一次性垫巾、浴巾、记录本、笔、速干手消毒剂。
4. 拔管用物：治疗碗(内盛纱布数块)、无菌手套、一次性注射器(10 mL)、一次性垫巾、浴巾、弯盘。
5. 便盆、便盆巾(盖于便盆上)、垃圾桶、黄色垃圾袋、黑色垃圾袋。

(二) 操作实施前一分钟准备

携用物至合适位置(口述：老师们好，我准备一下。)→查看床头/尾卡→与SP沟通(口述：您好，一会儿我会来给您导尿，请您配合我，好吗？我看一下您的腕带。好的，谢谢您。)→拉起两侧床栏保护患者安全。

(三) 操作实施

女患者留置导尿术操作流程，见表2-4-1。

表 2-4-1　女患者留置导尿术操作流程

操作流程	技术要求	解释说明(含动作、语言)
		操作者报告抽签号码,操作计时开始
评估解释	●核对患者信息(床号、姓名、住院号) ●解释导尿目的并取得合作 ●评估患者病情及膀胱充盈情况	●核对患者信息(床号、姓名、住院号) 查看医嘱单(口述:查看病例,核对医嘱。××,女,××岁,疾病名称。)→携医嘱单至床尾→核对床头/尾卡(口述:××床,××,住院号××。)→放下操作侧床栏(口述:您好!请告诉我您的床号、姓名。××床,××,是吧?我看一下您的腕带。)→查看手腕带(口述:××床,××,住院号××。)→将患者手放平、盖好 ●解释导尿目的并取得合作 (口述:××,由于您待会需要手术,为避免术中损伤膀胱,医生根据您的病情开了导尿以及留取尿标本送检,待会我来给您导尿,请您配合我,好吗?) ●评估患者病情及膀胱充盈情况 (口述:现在我来帮您评估一下膀胱充盈情况。)→用手轻轻按压耻骨联合上方
前期准备	●患者准备:嘱患者自行清洗外阴或协助患者清洗外阴 ●环境准备:关闭门窗,调节室温至 24 ℃。必要时备屏风、便盆及便盆巾 ●操作者准备:操作者洗手、戴口罩 ●用物准备	●患者准备:嘱患者自行清洗外阴或协助患者清洗外阴 (口述:请您或者家属协助您清洗外阴,保持干净。)→拉好近侧床栏(口述:请稍等,我去准备用物。) ●环境准备:关闭门窗,调节室温至 24 ℃。必要时备屏风、便盆及便盆巾 环看四周环境(口述:环境安静、整洁,关闭门窗,调节室温至 24 ℃,必要时备屏风、便盆及便盆巾。) ●操作者准备:操作者洗手、戴口罩 查看速干手消毒剂(口述:速干手消毒剂在有效期内。)→洗手→戴口罩 ●用物准备 检查一次性用物是否在有效期内,(口述:一次性用物均在有效期内,包装完好可以使用,用物准备齐全,按操作顺序摆放。)

续表 2-4-1

操作流程	技术要求	解释说明(含动作、语言)
核对解释	● 携用物至床旁,核对、解释 ● 移椅、放便器	● **携用物至床旁,核对、解释** 推治疗车至床尾→拿医嘱单核对床头/尾卡(口述:××床,××,住院号××。)→将医嘱单放回治疗车上→再将治疗车推至合适位置→拿医嘱单→放下近侧床栏(口述:您好,请您告诉我您的床号、姓名。××床,××,我看一下您的腕带。)→持医嘱单(医嘱单不可在患者头部上方),揭开对侧盖被并查看腕带(口述:××床,××,住院号××。)→盖回盖被(口述:××,我来给您导尿了。导尿的时候会有些不舒服,您不用紧张,我会轻一点的。请您配合我,好吗?) ● **移椅、放便器** 移开床旁椅→将便盆及便盆巾置于床下
安置体位	● 松开床尾盖被,协助患者脱近侧裤腿盖在对侧腿上,盖上浴巾,将盖被三折盖于患者胸前 ● 将一次性垫巾垫于臀下 ● 嘱患者仰卧屈膝,双腿外展,露出外阴	● **松开床尾盖被,协助患者脱近侧裤腿盖在对侧腿上,盖上浴巾,将盖被三折盖于患者胸前** 松开床尾盖被,协助患者脱近侧裤腿盖在对侧腿上(口述:××,我现在帮您脱一下裤子,请您配合一下。)→浴巾盖在近侧腿上→将盖被从床尾三折盖于患者胸前。 ● **将一次性垫巾垫于臀下** (口述:您好,××。我现在帮您垫一片一次性垫巾,请您抬一下臀部。) ● **嘱患者仰卧屈膝,双腿外展,露出外阴** (口述:××,请您将膝盖稍弯曲,双腿外展。暂时保持这个姿势。)
初次消毒	● 打开消毒包,倒络合碘湿润碗内棉球 ● 放弯盘、治疗碗于外阴处 ● 戴手套 ● 消毒外阴:自上而下,由外向内,每个棉球限用1次 ● 撤去消毒用物,放于车下	● **打开消毒包,倒络合碘湿润碗内棉球** 倒适量络合碘于碗内,浸湿棉球 ● **放弯盘、治疗碗于外阴处** 弯盘置于患者外阴旁,治疗碗放置在弯盘后,以防止污染床单 ● **戴手套** 一手戴手套,另一手持血管钳夹取棉球 ● **消毒外阴:自上而下,由外向内,每个棉球限用1次** 清洗阴阜(由上而下横向消毒4次)→对侧腹股沟→近侧腹股沟→对侧大阴唇→近侧大阴唇→对侧小阴唇外侧→近侧小阴唇外侧→对侧小阴唇内侧→近侧小阴唇内侧→尿道外口→会阴体部→肛门。清洗顺序由外向内,自上而下,每个棉球限用1次 ● **撤去消毒用物,放于车下** 污棉球置弯盘内→清洗完毕,将弯盘和治疗碗移至治疗车下层→脱下手套丢弃在医疗垃圾桶内

续表 2-4-1

操作流程	技术要求	解释说明(含动作、语言)
再次消毒	●开无菌导尿包 ●夹取小药杯倒络合碘 ●戴无菌手套 ●铺孔巾,使其和导尿包形成无菌区 ●摆放用物,润滑导尿管前段 ●消毒(顺序为尿道口、小阴唇、尿道口) ●左手固定,右手将污染弯盘移开	●开无菌导尿包 将导尿包置于患者两腿之间,按无菌技术操作打开导尿包 ●夹取小药杯倒络合碘 用无菌持物钳夹取小药杯,倒络合碘于药杯内 ●戴无菌手套 按无菌技术操作戴好手套 ●铺孔巾,使其和导尿包形成无菌区 铺孔巾,孔巾和内层包布形成一无菌区 ●摆放用物,润滑导尿管前段 按操作顺序排列好用物→选择合适的导尿管→用石蜡油棉球润滑导尿管前端→放弯盘内 ●消毒(顺序为尿道口、小阴唇、尿道口) 左手拇指、食指分开并固定小阴唇→右手持血管钳夹取消毒棉球→依次消毒尿道口、对侧小阴唇、近侧小阴唇、尿道口。每个棉球只用1次,避免污染已消毒的部位;消毒尿道口时停留片刻,使络合碘充分与尿道口黏膜接触,达到消毒目的 ●左手固定,右手将污染弯盘移开 左手固定不动→污棉球、小药杯及消毒用的血管钳置于弯盘内一并移开放在床尾
插导尿管	●将装有导尿管的弯盘放于外阴处,插尿管	●将装有导尿管的弯盘放于外阴处,插尿管 将装有导尿管的弯盘移至孔巾口旁→右手拿血管钳夹持导尿管,对准尿道口轻轻插入4~6 cm,见尿液流出再插入少许。
留取尿标本	●松开左手,固定尿管,留取尿标本(取中段尿)	●松开左手,固定尿管,留取尿标本(取中段尿) 松开左手,用中指和无名指固定尿管→右手血管钳夹闭导尿管末端,将血管钳放在左手→右手取无菌试管放在左手→右手拿血管钳,松开后接取中段尿5 mL,盖好瓶盖→置于小药杯内(如弯盘内盛满尿液,可夹住导尿管尾端,倒尿液入便盆内,打开导尿管继续放尿)
固定尿管	●双腔气囊导尿管固定法	●双腔气囊导尿管固定法 根据导尿管上注明的气囊容量向气囊注入等量的液体(或空气),轻拉导尿管有阻力感,即证实导尿管已固定于膀胱内(注意:膨胀的气囊不宜卡在尿道口,以免气囊压迫膀胱内壁,造成黏膜损伤)
接集尿袋	●将导尿管末端与集尿袋相连接后,开放导尿管	●将导尿管末端与集尿袋相连接后,开放导尿管 将导尿管末端与集尿袋相连接后,开放导尿管→集尿袋固定在近侧床旁,固定时引流管应留出足够的长度,以免翻身时导尿管脱出→集尿袋固定于床沿低于膀胱的高度,以防尿液逆流引起泌尿系统感染→粘贴导尿管标识

续表 2-4-1

操作流程	技术要求	解释说明(含动作、语言)
整理记录	● 撤去孔巾,擦净外阴 ● 撤垫巾,脱手套 ● 协助患者穿好裤子,取舒适卧位 ● 整理床单位,移回床旁椅,酌情开窗通风,撤去屏风 ● 洗手,记录	● **撤去孔巾,擦净外阴** 撤下孔巾→用纱布擦净外阴→纱布置弯盘内→导尿包内所有用物放于治疗车下层 ● **撤垫巾,脱手套** 大浴巾、臀下的垫巾取出,放治疗车下层→脱手套 ● **协助患者穿好裤子,取舒适卧位** 协助患者穿好裤子,取舒适卧位(口述:您这样躺着舒服吗?那您还有其他需要吗?) ● **整理床单位,移回床旁椅,酌情开窗通风,撤去屏风** 整理床单位→移回床旁椅(酌情开窗通风,如有屏风须移除)→拉起近侧床栏(口述:拉好床栏,保护患者安全。用物按规定处置,垃圾分类处理。) ● **洗手,记录** 洗手,记录导尿时间
拔导尿管	● 核对解释 ● 拔除导尿管 ● 协助患者取安全舒适体位,询问需要 ● 清理拔管用物,分类放置 ● 洗手,取下口罩,记录拔管时间及患者反应 ● 健康教育	● **核对解释** (口述:患者病情改善,遵医嘱拔除导尿管。)→核对医嘱单(口述:您好,请告诉我您的床号、姓名。××床,××,是吧?我看一下您的腕带。)→查看腕带(口述:××床,××,住院号××。)→拿医嘱单核对腕带信息 ● **拔除导尿管** 将盖被从床尾三折于患者胸前→脱下近侧裤腿盖在对侧裤腿→戴手套,准备注射器(10 mL)→抽出气囊内的液体(或空气)→轻轻拔除导尿管 ● **协助患者取安全舒适体位,询问需要** 协助患者穿好裤子,盖好盖被(口述:您这样躺着舒服吗?那您还有其他需要吗?) ● **清理拔管用物,分类放置** 用物按规定处理,垃圾分类处置 ● **洗手,取下口罩,记录拔管时间及患者反应** 查看速干手消毒剂(口述:速干手消毒剂在有效期内。)→洗手→戴口罩 ● **健康教育** 健康教育(口述:××,您目前的病情得到了缓解,可以自行排尿,后续也可以采用按摩、热敷或听水流声等刺激排尿。如果您有什么不舒服可以按铃呼叫我,谢谢您的配合。)→举手(口述:操作完毕,谢谢老师。)→鞠躬→推车离场
报告操作完毕,操作计时结束		

二、操作中的重点、难点

(一) 消毒顺序

1. 初次消毒顺序：阴阜(由上而下横向消毒 4 次)→对侧腹股沟→近侧腹股沟→对侧大阴唇→近侧大阴唇→对侧小阴唇外侧→近侧小阴唇外侧→对侧小阴唇内侧→近侧小阴唇内侧→尿道外口→会阴体部→肛门。

2. 再次消毒顺序：尿道口→对侧小阴唇内侧→近侧小阴唇内侧→尿道口。

(二) 插导尿管

1. 导尿管的选择应根据患者的具体情况而定，避免损伤尿道黏膜。

2. 老年女性患者尿道不易暴露、导尿时导尿管易误入阴道。

3. 严格按照无菌操作原则实施导尿术的操作，一旦误入阴道，更换尿管重新插入。

(三) 固定导尿管手法

用中指和无名指固定导尿管，右手持血管钳夹闭导尿管末端，将血管钳放在左手，右手取无菌试管放在左手，右手拿血管钳，松开后接取中段尿，盖好瓶盖，放置小药杯内。右手持注射器注入适量空气(以导尿管不脱落为宜)，连接一次性引流袋。

三、操作中的注意事项

1. 保持尿道口清洁。女患者用消毒液浸湿的棉球擦拭外阴及尿道口，每天 1~2 次，每周更换集尿袋 1~2 次，及时排空集尿袋，根据需要记录尿量，尿管的更换根据尿管的材质决定，橡胶导尿管每周更换 1 次，硅胶导尿管可酌情延长更换周期(一般 4 周更换 1 次)，以防止泌尿系统逆行感染。

2. 鼓励患者多饮水。病情允许的情况下，鼓励患者每日摄入 2000 mL 以上水分，达到自然冲洗尿路的目的。

3. 训练膀胱反射功能。可采用间歇性夹管方式，夹闭导尿管，每 3~4 小时开放 1 次，使膀胱定时充盈和排空，促进膀胱功能的恢复。

4. 观察尿液情况。发现尿液浑浊、沉淀、有结晶时，应及时处理，每周进行尿常规检查 1 次。

5. 健康教育。向患者及其家属解释留置导尿管的目的和护理方法，说明摄取足够水分和进行适当活动对预防泌尿道感染的重要性，每天尿量应保持在 2000 mL 以上，以达到自然冲洗尿路，防止尿路感染，预防尿路结石的目的，注意保持引流通畅，避免导尿管受压、扭曲、堵塞，嘱患者离床活动时，用胶布将导尿管远端固定在大腿上，以防导尿管脱出，集尿袋不得超过膀胱高度并避免挤压，防止尿液逆流，导致感染的发生。

四、评分标准

女患者留置导尿术评分标准,见表2-4-2。

表2-4-2 女患者留置导尿术评分标准

项目名称	操作流程	技术要求	分值	扣分
基本要求 (3分)		行为举止,自我介绍,礼貌用语	1.5	
		结合案例现场评估(患者、环境、安全)	1.5	
导尿操作 过程 (85分)	评估解释 (5分)	●核对患者信息(床号、姓名、住院号)	1	
		●解释导尿目的并取得合作	3	
		●评估患者病情及膀胱充盈情况	1	
	前期准备 (10分)	●嘱患者自行清洗外阴或协助患者清洗外阴	3	
		●关闭门窗,调节室温24 ℃。必要时备屏风、便盆及便盆巾	2	
		●操作者洗手、戴口罩	2	
		●用物准备	3	
	核对解释 (4分)	●携用物至床旁,核对、解释	2	
		●移椅、放便器	2	
	安置体位 (6分)	●松开床尾盖被,协助患者脱近侧裤腿盖在对侧腿上,盖上浴巾,将盖被三折盖于患者胸前	2	
		●将一次性垫巾垫于臀下	2	
		●嘱患者仰卧屈膝,双腿外展,露出外阴	2	
	初次消毒 (14分)	●打开消毒包,倒络合碘湿润碗内棉球	2	
		●放弯盘、治疗碗于外阴处	2	
		●戴手套	1	
		●消毒外阴:自上而下,由外向内,每个棉球限用1次	8	
		●撤去消毒用物,放于车下	1	
	再次消毒 (18分)	●开无菌导尿包	4	
		●夹取小药杯倒消毒液	2	
		●戴无菌手套	2	
		●铺孔巾,使其和导尿包形成无菌区	2	
		●摆放用物,润滑导尿管前段,放入弯盘内	3	
		●消毒(顺序为尿道口、小阴唇、尿道口)	4	
		●左手固定,右手将污染弯盘移开	1	

续表 2-4-2

项目名称	操作流程	技术要求	分值	扣分
导尿操作过程（85 分）	插导尿管（4 分）	●将装有导尿管的弯盘放于外阴处，插尿管	4	
	留取尿标本（2 分）	●松开左手，固定尿管，留取尿标本（取中段尿）	2	
	固定尿管（3 分）	●双腔气囊导尿管固定法	3	
	接集尿袋（2 分）	●将导尿管末端与集尿袋相连接后，开放导尿管	2	
	整理记录（7 分）	●撤去孔巾，擦净外阴	1	
		●撤垫巾，脱手套	1	
		●协助患者穿好裤子，取舒适卧位	2	
		●整理床单位，移回床旁椅，酌情开窗通风，撤去屏风	1	
		●洗手，记录	2	
	拔导尿管（10 分）	●核对解释	2	
		●拔除导尿管	1	
		●协助患者取安全舒适体位，询问需要	1	
		●清理拔管用物，分类放置	1	
		●洗手，取下口罩，记录拔管时间及患者反应	3	
		●健康教育	2	
综合评价（12 分）	人文关怀（6 分）	●注意患者安全	2	
		●保护患者隐私	2	
		●沟通有效	2	
	关键环节（6 分）	●遵守无菌操作原则	4	
		●严格查对制度	2	
操作总分			100	

完成时间：12 分钟。

（邓云汕）

项目五 男患者留置导尿术

✦ 学习目标

1.知识目标：掌握导尿目的、操作重点难点和注意事项。
2.能力目标：能完成男患者留置导尿操作。
3.素质目标：养成高度的责任心，具有良好的道德修养，严谨求实的操作态度。

一、操作流程

(一) 用物准备

1.标准化患者(SP)：男性导尿护理模型。
2.会阴消毒包：治疗碗1个(内盛消毒棉球10余个)，血管钳1把、弯盘1个。
3.无菌导尿包：方盒、纱布3块、弯盘2个、止血钳2把、试管、石蜡油棉球小瓶、盛有4个棉球的小药杯、孔巾、消毒钳；无菌持物钳、无菌手套2副、一次性导尿管、一次性引流袋、注射器1个(10 mL)、络合碘、一次性垫巾、浴巾、记录本、笔、速干手消毒剂。
4.拔管用物：治疗碗(内盛纱布数块)、无菌手套、一次性注射器(10 mL)、一次性垫巾、浴巾、弯盘。
5.便盆、便盆巾(盖于便盆上)、垃圾桶、黄色垃圾袋、黑色垃圾袋。

(二) 操作实施前一分钟准备

携用物至合适位置(口述：老师们好，我准备一下。)→检查SP位置并整理好其衣裤→查看床头/尾卡(口述：您好，一会儿我会来给您导尿，请您配合我，好吗？我看一下您的腕带。好的，谢谢您。)→拉起两侧床栏→查看时间。

(三) 操作实施

男患者留置导尿术操作流程，见表2-5-1。

表 2-5-1　男患者留置导尿术操作流程

操作流程	技术要求	解释说明(含动作、语言)
		操作者报告抽签号码,操作计时开始
患者准备	●核对患者信息 ●解释并取得合作 ●评估患者病情及膀胱充盈情况 ●嘱患者自行清洗外阴或协助清洗外阴	●**核对患者信息** 查看医嘱单(口述:查看病例,核对医嘱。××,男,××岁,疾病名称。)→拿医嘱单核对床头/尾卡(口述:××床,××,住院号××。)→放下操作侧床栏(口述:××,您好!请告诉我您的床号、姓名。××床,××,是吧?我看一下您的腕带。)→查看手腕带(口述:××床,××,住院号××。)→将患者手放平、盖好 ●**解释并取得合作** (口述:××,由于您现在不能自行排尿,我遵医嘱为您行导尿以及留取尿标本做检查,待会我来给您导尿,请您配合我,好吗?) ●**评估患者病情及膀胱充盈情况** (口述:现在我来检查一下您膀胱的充盈情况。)→用手轻轻按压耻骨联合上方 ●**嘱患者自行清洗外阴或协助清洗外阴** (口述:请您/您家属协助您清洗外阴。)→拉起操作侧床栏(口述:您稍等,我准备一下用物就来。)
环境准备	●关闭门窗,调节室温	●**关闭门窗,调节室温** 环看四周环境(口述:环境安静、整洁,关闭门窗,调节室温24 ℃,拉好床旁帘。)
操作者与用物准备	●操作者准备 ●用物准备	●**操作者准备** (口述:自身着装整齐,符合操作要求。)→检查速干手消毒剂(口述:速干手消毒剂在有效期内。)→洗手→戴口罩 ●**用物准备** 检查一次性用物(口述:一次性用物均在有效期内,包装完好可以使用。)→检查其余用物(口述:用物准备齐全,按操作顺序摆放。)

续表 2-5-1

操作流程	技术要求	解释说明(含动作、语言)
核对解释	● 携用物至床旁，核对、解释 ● 移椅、放便器	**● 携用物至床旁，核对、解释** 推治疗车至床尾→拿医嘱单核对床头/尾卡(口述：××床，××，住院号××。)→医嘱单放回治疗车上→再将治疗车推至合适位置→拿医嘱单→放下操作侧床栏(口述：您好，请您告诉我您的床号、姓名。××床，××，是吧？我看一下您的腕带。)→持医嘱单查看腕带(口述：××床，××，住院号××。)→将患者手放平、盖好(口述：××，我来给您导尿了。导尿的时候会有些不舒服，您不用紧张，我会轻一点的。请您配合我，好吗？)→医嘱单放回治疗车上 **● 移椅、放便器** 移开床旁椅→便盆及便盆巾放于床旁椅上
安置体位	● 协助脱近侧裤腿，盖浴巾，整理盖被 ● 垫一次性垫巾 ● 安置体位(暴露外阴)	**● 协助脱近侧裤腿，盖浴巾，整理盖被** (口述：××，我要把床尾的盖被松开。)→松开床尾盖被(口述：××，我现在帮您脱下一侧腿的裤子，请您配合一下。)→协助患者脱近侧裤腿盖在对侧腿上→取浴巾盖在近侧腿(口述：××，我把盖被揭开了，您放心，不会暴露您身体的。)→盖被三折盖于患者胸前 **● 垫一次性垫巾** 取一次性垫巾(口述：您好，××。我现在帮您垫一片一次性垫巾，请您抬一下臀部。)→一次性垫巾垫于臀下 **● 安置体位(暴露外阴)** (口述：××，请您将双腿膝盖稍弯曲，两腿外展。暂时保持这个姿势。)

续表 2-5-1

操作流程	技术要求	解释说明(含动作、语言)
初次消毒	● 打开消毒包 ● 放弯盘、治疗碗 ● 戴手套 ● 消毒外阴 ● 整理用物	● **打开消毒包** 检查外阴消毒包→开包→整理包布放于治疗车下层→检查络合碘并倒于治疗碗内(浸湿棉球) ● **放弯盘、治疗碗** 取弯盘置于患者外阴旁→取治疗碗放置在弯盘后 ● **戴手套** 检查并戴好手套(外包装弃于生活垃圾桶) ● **消毒外阴** 用血管钳夹取棉球(口述:××,我给您消毒。)→依次消毒阴阜、阴茎、阴囊(每个棉球限用1次,污棉球放于弯盘内)→取无菌纱布裹住阴茎,显露尿道口(将包皮向后推)→用血管钳夹取棉球依次消毒尿道口、龟头、冠状沟(每个棉球限用1次,污棉球放于弯盘内) ● **整理用物** 污棉球弃于医疗垃圾桶→弯盘、治疗碗、血管钳放于治疗车下层→脱手套弃于医疗垃圾桶
再次消毒	● 开无菌导尿包 ● 倒消毒液 ● 戴无菌手套 ● 铺孔巾 ● 润滑导尿管前段 ● 再次消毒 ● 固定阴茎,移污物	● **开无菌导尿包** 检查无菌导尿包→导尿包置于患者两腿之间→开包 ● **倒消毒液** 用无菌持物钳夹取小药杯放于合适位置(不可超出无菌区域)→倒络合碘于小药杯内→取一次性注射器、集尿袋检查→去除外包装放于无菌区域内→外包装弃于生活垃圾桶 ● **戴无菌手套** 检查无菌手套→去除外包装弃于生活垃圾桶→戴手套 ● **铺孔巾** 铺孔巾(不可拖拉) ● **润滑导尿管前段** 按操作顺序整理用物→选择合适的导尿管→润滑导尿管前段(石蜡油棉球)→用血管钳夹好导尿管放入弯盘内 ● **再次消毒** 用血管钳夹取棉球(口述:××,我再给您消毒1遍。)→依次消毒尿道口、龟头、冠状沟、尿道口(每个棉球限用1次,污棉球放于弯盘内) ● **固定阴茎,移污物** 左手固定阴茎→右手将小药杯、血管钳、弯盘一并移开(不可超出无菌区域)

续表 2-5-1

操作流程	技术要求	解释说明(含动作、语言)
插导尿管	●插导尿管	●**插导尿管** 将装有导尿管的弯盘移至孔巾前→拿血管钳夹持导尿管对准尿道口轻轻插入 10 cm→提起阴茎与腹壁成 60°角→继续插入尿管 10~12 cm→见尿液流出再插入 1~2 cm
留取标本	●留取标本(取中段尿)	●**留取标本(取中段尿)** 左手固定导尿管→右手用血管钳夹闭导尿管末端→将血管钳放在左手→右手取无菌试管放在左手→打开试管盖子→松开血管钳引流出适量尿液→留取中段尿→盖好瓶盖→试管放于稳妥处(如弯盘内盛满尿液,可夹住导尿管尾端,尿液倒入便盆内后再继续放尿)
固定尿管	●固定导尿管	●**固定导尿管** 用一次性注射器向气囊注入液体/空气(根据导尿管上注明容量)→轻拉导尿管有阻力感,即证实导尿管已固定(注意:膨胀的气囊不宜卡在尿道口,以免气囊压迫膀胱内壁,造成黏膜损伤)
接集尿袋	●接集尿袋	●**接集尿袋** 集尿袋与导尿管相连接→固定集尿袋(固定时应低于膀胱的高度,留出足够的长度)→开放导尿管→粘贴导尿管标识
整理记录	●撤去孔巾,擦净外阴 ●撤巾,脱手套 ●协助取舒适卧位 ●整理床单位,移回床旁椅 ●洗手,记录	●**撤去孔巾,擦净外阴** 无菌试管放于治疗车上→撤下孔巾→擦净外阴→整理用物放于治疗车下层 ●**撤巾,脱手套** 撤除臀下一次性垫巾弃于医疗垃圾桶→脱手套→盖上盖被→撤除浴巾放于治疗车下层 ●**协助取舒适卧位** 协助患者穿好裤子→协助取舒适位(口述:您这样躺着舒服吗?那您还有其他需要吗?) ●**整理床单位,移回床旁椅** 整理床单位→拉起操作侧床栏→移回床旁椅(口述:拉开床旁帘,酌情开窗通风。用物按规定处置,垃圾分类处理。) ●**洗手,记录** 洗手(口述:××,您有需要的时候请按床头铃,我也会经常来看您的。谢谢您的配合,您好好休息。)→记录(置管日期、时间及患者的反应)

续表 2-5-1

操作流程	技术要求	解释说明(含动作、语言)
拔导尿管	● 核对解释 ● 拔除导尿管 ● 协助患者取安全舒适体位，询问需要 ● 整理用物，分类放置 ● 洗手，摘口罩，记录 ● 健康教育	● **核对解释** (口述：遵医嘱拔除导尿管。)→拿医嘱单核对床头/尾卡(口述：××床，××，住院号××。)→放下操作侧床栏(口述：您好，请告诉我您的床号、姓名。××床，××，是吧? 我看一下您的腕带。)→查看腕带(口述：××床，××，住院号××。)→将患者手放平、盖好 ● **拔除导尿管** (口述：××，您现在可以自行排尿了，我遵医嘱来拔除导尿管。)→(口述：××，我要把床尾的盖被松开。)→松开床尾盖被(口述：××，我现在帮您脱下一侧腿的裤子，请您配合一下。)→协助患者脱近侧裤腿盖在对侧腿上→取浴巾盖在近侧腿(口述：××，我把盖被揭开了，您放心，不会暴露您身体的。)→盖被三折盖于患者胸前→取一次性垫巾(口述：您好，××。我现在帮您垫一片一次性垫巾，请您抬一下臀部。)→一次性垫巾垫于臀下→戴手套→检查一次性注射器→去除外包装弃于生活垃圾桶→抽出气囊内的液体/空气→拔除导尿管(口述：××，导尿管完整地拔出来了。)→导尿管弃于医疗垃圾桶→取纱布擦净外阴部→撤除一次性垫巾→垫巾、污纱布、手套一并弃于医疗垃圾桶 ● **协助患者取安全舒适体位，询问需要** 盖盖被→协助患者穿好裤子(口述：您这样躺着舒服吗? 那您还有其他需要吗?)→整理床单位 ● **整理用物，分类放置** 整理用物放于治疗车下层(口述：用物按规定处理，垃圾分类处理。) ● **洗手，摘口罩，记录** ● **健康教育** 洗手→健康教育(口述：××，拔完管了，您感觉怎么样? 您可以适当增加饮水量以促进排尿。如果您有什么不舒服或有其他需要就按铃呼叫我。谢谢您的配合，您好好休息。)→摘口罩弃于医疗垃圾桶→记录(拔管日期、时间及患者反应)→举手(口述：操作完毕，谢谢老师。)→鞠躬→推车离场
		报告操作完毕，操作计时结束

二、操作中的重点、难点

(一)消毒顺序

1.初次消毒顺序:阴阜、阴茎、阴囊、尿道口、龟头及冠状沟。
2.再次消毒顺序:尿道口、龟头、冠状沟、尿道口。

(二)插导尿管

1.导尿管的选择应根据患者的具体情况而定,避免尿道黏膜损伤。
2.在经过耻骨前弯时,需要将阴茎提起与腹壁成60°角。
3.严格按照无菌操作原则实施导尿术的操作。

三、操作中的注意事项

1.保持尿道口清洁。男患者用消毒液浸湿的棉球擦拭尿道口,龟头及包皮,每天1~2次,每周更换集尿袋1~2次,及时排空集尿袋,根据需要记录尿量,导尿管的更换根据导尿管的材质决定,橡胶导尿管每周更换1次,硅胶导尿管可酌情延长更换周期(一般4周更换1次),以防止泌尿系统逆行感染。

2.鼓励患者多饮水。病情允许的情况下,鼓励患者每日摄入2000 mL以上水分,达到自然冲洗尿路的目的。

3.训练膀胱反射功能。可采用间歇性夹管方式,夹闭导尿管,每3~4小时开放1次,使膀胱定时充盈和排空,促进膀胱功能的恢复。

4.观察尿液情况。发现尿液浑浊、沉淀、有结晶时,应及时处理,每周进行尿常规检查1次。

5.健康教育。向患者及其家属解释留置导尿管的目的和护理方法,说明摄取足够的水分和进行适当的活动对预防泌尿道感染的重要性,每天尿量应保持在2000 mL以上,以达到自然冲洗尿路,防止尿路感染,预防尿路结石的目的,注意保持引流通畅,避免导尿管受压、扭曲、堵塞,嘱患者离床活动时,用胶布将导尿管远端固定在大腿上,以防导尿管脱出,集尿袋不得超过膀胱高度并避免挤压,防止尿液逆流,导致感染的发生。

四、评分标准

男患者留置导尿术评分标准,见表2-5-2。

表2-5-2　男患者留置导尿术评分标准

项目名称	操作流程	技术要求	分值	扣分
基本要求 （3分）		行为举止，自我介绍，礼貌用语	1.5	
		结合案例现场评估（患者、环境、安全）	1.5	
男患者导尿 操作过程 （87分）	患者准备 （3分）	●核对患者信息（床号、姓名、住院号） ●解释导尿目的并取得合作 ●评估患者病情及膀胱充盈情况 ●嘱患者自行清洗外阴或协助清洗外阴	1 0.5 1 0.5	
	环境准备 （2分）	●关闭门窗，调节室温	2	
	操作者准备 与用物准备 （10分）	●操作者准备 ●用物准备	3 7	
	核对解释 （4分）	●携用物至床旁，核对、解释 ●移椅、放便器	2 2	
	安置体位 （6分）	●协助脱近侧裤腿，盖浴巾，整理盖被 ●垫一次性垫巾 ●安置体位（暴露外阴）	2 2 2	
	初次消毒 （14分）	●打开消毒包 ●放弯盘、治疗碗 ●戴手套 ●消毒外阴 ●整理用物	2 2 1 8 1	
	再次消毒 （17分）	●开无菌导尿包 ●倒消毒液 ●戴无菌手套 ●铺孔巾 ●润滑导尿管前段 ●再次消毒 ●固定阴茎，移污物	2 1 2 2 1 5 4	
	插导尿管 （5分）	●插导尿管	5	
	留取标本 （3分）	●留取标本（取中段尿）	3	

续表 2-5-2

项目名称	操作流程	技术要求	分值	扣分
男患者导尿操作过程（87分）	固定尿管（2分）	● 固定导尿管	2	
	接集尿袋（2分）	● 接集尿袋	2	
	整理记录（9分）	● 撤去孔巾，擦净外阴	2	
		● 撤巾，脱手套	2	
		● 协助取舒适卧位	1	
		● 整理床单位，移回床旁椅	2	
		● 洗手，记录	2	
	拔导尿管（10分）	● 核对解释	2	
		● 拔除导尿管	2	
		● 协助患者取安全舒适体位，询问需要	1	
		● 整理用物，分类放置	1	
		● 洗手，摘口罩，记录	3	
		● 健康教育	1	
综合评价（10分）	关键环节（10分）	● 用物准备齐全，操作方法和步骤正确熟练	4	
		● 严格执行查对制度和无菌操作技术原则	4	
		● 在操作过程中注意保护患者隐私，并采取适当的措施防止患者着凉	2	
操作总分			100	

完成时间：12分钟。

（邓云汕）

项目六　大量不保留灌肠法

学习目标

1. 知识目标：掌握大量不保留灌肠目的，灌肠溶液种类、量和温度，注意事项。
2. 能力目标：能根据病情规范完成大量不保留灌肠的操作技术。
3. 素质目标：操作中能体现人文关怀，尊重关爱患者，保护患者隐私，确保患者安全舒适。

一、操作流程

(一) 用物准备

1. 标准化患者(SP)。
2. 治疗车上层：灌肠筒包(或一次性灌肠袋)、弯盘2个、一次性肛管、消毒石蜡油棉球、水温计、止血钳、卫生纸、一次性垫巾、量杯、一次性手套、医嘱执行单、水温计、速干手消毒剂、根据医嘱准备的灌肠液、水壶(内装温开水1000~2000 mL)。
3. 治疗车下层：便盆、便盆巾、垃圾桶、黄色垃圾袋、黑色垃圾袋。
4. 其他：输液架，必要时备屏风。

(二) 操作实施前一分钟准备

携用物至合适位置(口述：老师们好，我准备一下。)→查看床头/尾卡→检查输液架并升至需要高度→与SP沟通(口述：您好，一会儿我来给您灌肠。请您配合我，好吗？我看一下您的腕带。好的，谢谢您。)→拉好两侧床栏。

(三) 操作实施

大量不保留灌肠操作流程，见表2-6-1。

表 2-6-1　大量不保留灌肠操作流程

操作流程	技术要求	解释说明(含动作、语言)
		操作者报告抽签号码,操作计时开始
评估解释	●核对医嘱及患者信息 ●床旁评估环境及患者病情、排便情况等,解释灌肠目的并取得合作 ●洗手法洗手、戴口罩	●**核对医嘱及患者信息** 查看医嘱单(口述:查看病例,核对医嘱。××,女,××岁,疾病名称。)→携医嘱单至床尾→核对床头/尾卡(口述:××床,××,住院号××。)→放下操作侧床栏(口述:××,您好!请告诉我您的床号、姓名。××床,××,是吧?我看一下您的腕带。)查看腕带(口述:××床,××,住院号××。)→将患者手放平、盖好→关闭门窗,拉好窗帘 ●**床旁评估环境及患者病情、排便情况等,解释灌肠目的并取得合作** (口述:××,明天您就要做肠道手术了,我将遵医嘱给您进行术前灌肠,要用一根肛管从肛门灌入一些液体,帮助您排便,这样可以保证您术中安全以及减轻您术后的肠胀气,操作中可能会有一些不舒适,您不要担心,我会很轻柔地为您操作,请您配合我,好吗?请问您近期肛门有受过外伤或做过手术?您平时多长时间排一次大便?需要我协助您上卫生间吗?您稍等,我一会过来进行操作。环境舒适、温度、光线适宜,适合操作。) ●**洗手法洗手、戴口罩** 查看速干手消毒剂(口述:速干手消毒剂在有效期内。)→取速干手消毒剂→洗手→戴口罩
配灌肠液	●灌肠溶液准备	●**灌肠溶液准备** 打开灌肠筒包→取出灌肠筒→用止血钳夹住橡胶管→用量杯取20%肥皂液5~10 mL倒入灌肠筒内→倒温开水至灌肠筒内1000 mL刻度处→用水温计测量温度(39~41℃)→擦干水温计→放于治疗车上
核对	●携用物至患者床旁,核对患者床号、姓名、腕带、住院号及灌肠溶液	●**携用物至患者床旁,核对患者床号、姓名、腕带、住院号及灌肠溶液** 推治疗车至床尾→拿医嘱执行单核对床头/尾卡(口述:××床,××,住院号××。)→医嘱执行单放回治疗车上→再将治疗车推放至合适位置→放下近侧床栏(口述:您好,请您告诉我您的床号、姓名。××床,××,是吧?我看一下您的腕带。)(口述:××床,××,住院号××。)→盖回盖被(口述:××,我现在要给您灌肠了,请您配合我,谢谢!)

续表 2-6-1

操作流程	技术要求	解释说明(含动作、语言)
准备体位	●协助患者取左侧卧位,双膝屈曲,褪裤至膝部,臀部移至床沿 ●盖好被子,暴露臀部,洗手 ●垫巾	●协助患者取左侧卧位,双膝屈曲,褪裤至膝部,臀部移至床沿(口述:请您褪裤至膝部,左侧卧位,将臀移至床沿,把手放在胸前。) ●盖好被子,暴露臀部,洗手 盖好被子→暴露臀部→检查肛门及肛周皮肤(口述:肛周皮肤完好。)→洗手 ●垫巾 垫一次性垫巾于臀下(口述:麻烦抬高一下臀部。)→置弯盘、卫生纸于臀旁
插管	●灌肠筒挂于输液架上,筒内液面高于肛门40~60 cm ●戴手套 ●润管、排气 ●插管	●灌肠筒挂于输液架上,筒内液面高于肛门40~60 cm ●戴手套 ●润管、排气 查看一次性肛管(口述:包装完好,无漏气,有效期至××年××月××日。)→撕开包装→取出肛管→润滑肛管前端→连接肛管→排尽管内气体于弯盘内 ●插管 左手垫卫生纸分开臀部,暴露肛门口→右手将肛管轻轻插入直肠7~10 cm(小儿4~7 cm)(口述:××,我现在要为您插管了,不要紧张,请深呼吸。)→左手固定肛管
灌液	●松开止血钳,使液体缓缓流入 ●灌入液体过程中,密切观察筒内液面下降速度和患者的情况	●松开止血钳,使液体缓缓流入 ●灌入液体过程中,密切观察筒内液面下降速度和患者的情况 右手打开调节夹→观察液体下降速度及患者情况,如液面下降不畅,考虑粪便堵塞肛管,需要挤压肛管或调节肛管位置→观察患者面色、呼吸,有无腹胀腹痛等异常情况(口述:××,有哪里不舒服吗?如果想排便就大口喘气,坚持一会,马上就好。)
拔管	●拔管	●拔管 灌肠完毕→关闭调节夹→用卫生纸包裹肛管并轻轻拔除→擦净肛门→分离肛管置于医用垃圾桶→取下垫巾、孔巾→脱手套→洗手

续表 2-6-1

操作流程	技术要求	解释说明(含动作、语言)
整理记录	●协助患者取舒适卧位,交代注意事项 ●整理用物及床单位 ●洗手,记录	●**协助患者取舒适卧位,交代注意事项** 协助患者穿好裤子→协助患者取舒适卧位→嘱其尽量保留灌肠液5~10分钟后再排便(口述:××,灌肠已完成,请尽量保留灌肠液5~10分钟后再排便,如有需要请按床头铃,我会马上过来,谢谢您的配合!祝您早日康复。) ●**整理用物及床单位** 整理床单位→拉起近侧床栏→整理用物(口述:用物按规定处置,垃圾分类处理。)→开窗通风 ●**洗手,记录** 洗手→取下口罩扔于医疗垃圾桶内→记录(口述:记录灌肠时间、灌肠液的种类及量、灌肠后的排便次数及患者的反应。)→举手(口述:操作完毕,谢谢老师。)→鞠躬→推车离场

报告操作完毕,操作计时结束

二、操作中的重点、难点

(一)灌肠溶液准备

1.常用灌肠液:0.1%~0.2%的肥皂液、0.9%氯化钠注射液。

2.灌肠溶液量:成人每次用量为500~1000 mL,小儿200~500 mL。

3.灌肠溶液温度:一般为39~41 ℃,降温时用28~32 ℃,中暑用4 ℃。

(二)体位准备

大量不保留灌肠一般采用左侧卧位;不能自我控制排便的患者,可取仰卧位,臀下放置便盆。

(三)操作中的重要数据

1.液面高度:筒内液面高于肛门40~60 cm,保持一定灌注压力和速度,灌肠筒过高,压力过大,不易保留,而且易造成肠道损伤。

2.肛管插入深度:成人肛管插入直肠7~10 cm,小儿插入深度4~7 cm。

3.灌肠液保留时间:灌肠液尽量保留5~10分钟后再排便。

(四)记录方法

如灌肠后解便1次,记录为1/E;灌肠后无大便,记录为0/E;自行排便1次、灌肠后排便2次,记录为1^2/E。

三、操作中的注意事项

1. 妊娠、急腹症、严重心血管疾病等患者禁灌肠；伴有系统肠道疾病或肛门疾病患者不适宜灌肠。肝性昏迷患者，禁用肥皂水灌肠；充血性心力衰竭和水钠潴留患者禁用0.9%氯化钠注射液溶液灌肠。

2. 伤寒患者灌肠时溶液不得超过 500 mL，压力要低，液面不得超过肛门 30 cm。

3. 准确掌握灌肠溶液的温度、浓度、流速、压力和用量。

4. 灌肠时患者如有腹胀或便意，指导患者做深呼吸，收缩肛门，同时适当调低灌肠筒的高度或者调节灌肠袋开关减慢流速，以减轻不适感。

5. 灌肠过程中应随时注意观察患者的病情变化，如发现脉速、面色苍白、出冷汗、剧烈腹痛、心慌气急，应立即停止灌肠并及时与医生联系，采取急救措施。

四、评分标准

大量不保留灌肠评分标准，见表 2-6-2。

表 2-6-2　大量不保留灌肠评分标准

项目名称	操作流程	技术要求	分值	扣分
基本要求 （3分）		行为举止，自我介绍，礼貌用语	1.5	
		结合案例现场评估（患者、环境、安全）	1.5	
大量不保留 灌肠操作 过程 （77分）	评估解释 （8分）	●核对医嘱及患者信息	2	
		●床旁评估环境及患者病情、排便情况等，解释灌肠目的并取得合作	5	
		●洗手法洗手、戴口罩	1	
	配灌肠液 （12分）	●灌肠溶液准备	12	
	核对 （4分）	●携用物至患者床旁，核对患者床号、姓名、腕带、住院号及灌肠溶液	4	
	准备体位 （10分）	●协助患者取左侧卧位，双膝屈曲，褪裤至膝部，臀部移至床沿	5	
		●盖好被子，暴露臀部，洗手	3	
		●垫巾	2	

续表 2-6-2

项目名称	操作流程	技术要求	分值	扣分
大量不保留灌肠操作过程（77分）	插管（15分）	● 灌肠筒挂于输液架上，筒内液面高于肛门40~60 cm	5	
		● 戴手套	2	
		● 润管、排气	3	
		● 插管	5	
	灌液（10分）	● 松开止血钳，使液体缓缓流入	3	
		● 观察灌入液体过程中，密切观察筒内液面下降速度和患者的情况	7	
	拔管（3分）	● 拔管	3	
	整理记录（15分）	● 协助患者取舒适卧位，交代注意事项	5	
		● 整理用物及床单位	5	
		● 洗手，记录	5	
综合评价（20分）	人文关怀（10分）	● 注意保护患者安全	2	
		● 保护患者隐私	3	
		● 沟通有效，充分体现人文关怀	5	
	关键环节（10分）	● 操作规范熟练	5	
		● 操作中密切观察病情，能及时处理异常情况	5	
操作总分			100	

完成时间：10分钟。

（王媚媚）

模块三
治疗护理

项目一　无菌技术基本操作法

学习目标

1. 知识目标：掌握无菌技术的基本概念、操作重点难点和注意事项。
2. 能力目标：能正确实施无菌技术基本操作。
3. 素质目标：培养严谨的工作态度及预防院内感染的职业道德与专业思想。

一、操作流程

（一）用物准备

1. 操作台、治疗车、清洁治疗盘3个。
2. 无菌有盖方盒（内置血管钳及小药杯）、无菌溶液（已开封的等渗0.9%氯化钠注射液）、无菌罐（纱布）、弯盘、剪刀、笔、白纸、橡皮筋、无菌手套包（手套、滑石粉包）、小无菌包（治疗碗）、无菌包（治疗巾）、无菌持物钳装置、一次性无菌手套。
3. 速干手消毒剂、垃圾桶、黄色垃圾袋、黑色垃圾袋。

（二）操作实施前一分钟准备

携用物至合适位置（口述：老师们好，我准备一下。）→查看操作台。

（三）操作实施

无菌技术基本操作流程，见表3-1-1。

表3-1-1 无菌技术基本操作流程

操作流程	技术要求	解释说明(含动作、语言)
		操作者报告抽签号码，操作计时开始
操作前	● 携用物至操作台一侧 ● 评估环境 ● 评估用物 ● 操作者准备	**● 携用物至操作台一侧** 携用物至操作台一侧(放置位置合适便于操作) **● 评估环境** 环顾四周(口述:清洁、宽敞、明亮、定期消毒。操作前30分钟停止清扫、减少走动,避免尘埃飞扬。) **● 评估用物** (口述:湿抹治疗车、治疗盘、操作台。)→检查操作台(口述:操作台高矮合适、稳固。) **● 操作者准备** (口述:规范着装,修剪指甲,必要时穿无菌衣。)→检查速干手消毒剂(口述:速干手消毒剂已开封,在有效期内)→洗手→戴口罩
检查用物	● 检查用物	**● 检查用物** 举手→快速检查无菌包、无菌方盒、无菌罐的名称、灭菌日期,指示胶带颜色和手套号码、包布是否干燥完整及无菌溶液质量及清洁物品(口述:物品准备齐全,按操作顺序摆放。无菌物品均在有效期内,指示胶带变色符合要求,包布无破损、无潮湿、无污渍;无菌溶液澄清、透明、无杂质,已开封,在有效期内;手套号码合手。)
开无菌持物钳筒	● 开无菌包 ● 取筒 ● 记录	**● 开无菌包** 取无菌包再次查对→走至操作台合适位置开包 **● 取筒** 立持物钳装置 **● 记录** 取笔记录开包时间(在指示胶带上记录)→指示胶带贴于持物钳筒上→持物钳筒置于治疗盘内→笔放回治疗车上

续表 3-1-1

操作流程	技术要求	解释说明(含动作、语言)
单巾铺盘	●取治疗盘 ●开无菌治疗巾包 ●取无菌治疗巾 ●折好包布 ●铺无菌治疗巾 ●开无菌治疗巾 ●取小药杯 ●盖无菌治疗巾 ●包好治疗巾包 ●注明时间	●取治疗盘 取治疗盘放置于操作台合适位置 ●开无菌治疗巾包 取无菌包再次检查→走至操作台处开包 ●取无菌治疗巾 取持物钳→夹取治疗巾(不可在无菌包上方接治疗巾)→放回持物钳 ●折好包布 未用完的治疗巾按包布原折痕将无菌包逐层折好 ●铺无菌治疗巾 走至治疗盘处站好→将无菌治疗巾双层展开→平铺于治疗盘(开口朝向对侧) ●开无菌治疗巾 揭开治疗巾上层(扇形折叠、边缘向外) ●取小药杯 检查无菌方盒→取持物钳→打开无菌方盒→检查指示卡→夹取小药杯→盖好无菌方盒→小药杯放入无菌盘中央→放回无菌持物钳 ●盖无菌治疗巾 捏住治疗巾上层外面盖巾(上下层边缘对齐) ●包好治疗巾包 未用完的治疗巾包按原折痕包好(系带"一"字形扎好) ●注明开包 取笔、白纸→查看时间并记录(开包时间、铺盘时间、开方盒时间)→无菌包、笔放回治疗车上→稳端治疗盘(稍停1秒)→铺好的无菌盘放于操作台合适位置
无菌容器的使用	●查对 ●开无菌容器 ●递无菌容器 ●注明开罐时间	●查对 检查无菌罐(名称、消毒日期、指示胶带) ●开无菌容器 一手持容器底部→另一手由远向近打开容器盖(手不可触及盖的内面及边缘)→查看容器内指示卡是否变色 ●递无菌容器 一手持无菌罐底部向前方递出(不可低于腰部)→收回无菌罐→盖好罐盖(由近向远)→无菌罐放回治疗车 ●注明开罐时间 取笔→查看时间→记录开罐时间(在指示胶带上记录)→放回笔

续表 3-1-1

操作流程	技术要求	解释说明(含动作、语言)
双巾铺盘	●取治疗盘 ●取治疗巾 ●铺治疗巾 ●开小无菌物品包(碗) ●整理包布 ●查对 ●揭瓶盖 ●倾倒溶液 ●取血管钳 ●铺巾成盘	●取治疗盘 取治疗盘→放于操作台合适位置 ●取治疗巾 取无菌包检查→将白纸弃于生活垃圾桶内→走至操作台合适位置开包→检查无菌持物钳装置→取持物钳→夹取治疗巾(不可在无菌包上方接治疗巾)→放回持物钳→将无菌包按原折痕折好(近侧及左右两侧) ●铺治疗巾 走至治疗盘处站好→展开无菌治疗巾→平铺于治疗盘(对侧向近侧,无菌面向上) ●开小无菌物品包(碗) 取小无菌物品包检查→在手上开包→查看指示卡→将换药碗放入无菌盘内 ●整理包布 整理空包布放于治疗车下层 ●查对 取无菌溶液检查(查对瓶签、溶液质量、开瓶时间) ●揭瓶盖 松解橡皮筋→无菌纱布包裹瓶盖揭开 ●倾倒溶液 手握溶液瓶底部(瓶签对掌心)→倾倒少许溶液冲洗瓶口→由冲洗处倒出适量溶液于治疗碗内→盖好瓶盖→橡皮筋固定纱布→放回治疗车上 ●取血管钳 检查无菌方盒、无菌持物钳装置→取持物钳→打开方盒盖→夹取血管钳→盖好方盒盖→血管钳放于治疗碗→治疗碗移至治疗盘中央→检查无菌罐→打开罐盖→查看指示卡→夹取纱布→盖好罐盖→纱布放于无菌盘一下角→放回持物钳→打开无菌包 ●铺巾成盘 取持物钳→夹取治疗巾→放回持物钳→走至治疗盘处站好→展开治疗巾覆盖于无菌盘上(由近侧向对侧)→四周向上反折(近侧、对侧、左右两侧)

续表3-1-1

操作流程	技术要求	解释说明(含动作、语言)
戴无菌手套	●处理包布 ●查对手套包，揭治疗巾 ●涂抹滑石粉 ●戴手套 ●揭开无菌盘，脱手套	●**处理包布** 整理包布并将其放于治疗车下层 ●**查对手套包，揭治疗巾** 检查无菌手套包→将无菌手套放到操作台上合适位置→开治疗巾(左右两侧、对侧、近侧)→双手揭开上层治疗巾少许(边缘朝外) ●**涂抹滑石粉** 打开无菌手套包→查看指示卡→取滑石粉包涂抹双手(涂抹时远离操作台，不可高于操作台) ●**戴手套** 一手持手套翻折部分取出手套(拇指相对)→另一手伸入手套内戴好→再以戴好手套之手伸入另一手套之反折部分依法戴好(戴手套时不可低于操作台，不可高于肩部) ●**揭开无菌盘，脱手套** 取无菌纱布擦拭手套(指尖向掌心擦拭)→纱布弃于医疗垃圾桶(不可低于腰部)→揭开上层治疗巾→端治疗碗底部(口述：治疗完毕。)→治疗碗放于治疗车下层→脱手套弃于医疗垃圾桶(一手捏住另一手手套的外口翻转脱下，再用脱下手套的手插入另一手套的内面翻转脱下)
整理处置	●整理用物 ●洗手、摘口罩 ●口述：按规定处理用物、垃圾分类处置	●**整理用物** 整理操作台上全部物品放于治疗车下层 ●**洗手、摘口罩** 洗手→摘口罩弃于医疗垃圾桶 ●**口述：按规定处理用物、垃圾分类处置** 面对评委(口述：用物按规定处置，垃圾分类处置。操作完毕，谢谢老师。)→鞠躬→推车离场
		报告操作完毕，操作计时结束

二、操作中的重点、难点

(一)重点

不污染无菌物品,不跨越无菌区。

(二)难点

1. 治疗巾的打开方式,单、双巾的铺盘方法。
2. 无菌持物钳装置的打包和开包。
3. 戴无菌手套的方法。

三、操作中的注意事项

(一)持物钳的使用

1. 容器的深度与钳的长度比例要合适(湿式保存时需要注意消毒液面浸没持物钳轴节2 cm 以上或镊子长度的 1/2)。

2. 取、放无菌持物钳时应闭合钳端,不可触及液面以上部分的容器内壁及容器边缘;放入无菌持物钳时需松开轴节以利于钳与消毒液充分接触。

3. 使用过程中始终保持钳端向下,不可触及非无菌区域;如到远处夹取无菌物品,应将持物钳和容器一起移至操作处,以免无菌持物钳在空气中暴露过久而污染。

4. 无菌持物钳不可夹取无菌油纱布,不可用于换药或消毒皮肤,以防污染。

5. 无菌持物钳一旦污染或可疑污染应重新灭菌。

6. 干燥法保存时应 4 小时更换 1 次。

7. 湿式保存时除注意上述 1~6 外,还需注意无菌持物钳及其浸泡容器每周清洁、消毒2 次,同时更换消毒液;使用频率高的部门应每天清洁、更换。

8. 每个容器只能放置 1 把无菌持物钳。

(二)铺盘

1. 治疗盘必须清洁、干燥,避免无菌巾潮湿、污染。

2. 铺盘时非无菌物品和身体应与无菌盘保持适当距离,手不可触及无菌巾内面,不可跨越无菌区。

3. 铺好的无菌盘尽早使用,有效期不超过 4 小时。

(三)无菌容器的使用

1. 严格遵循无菌操作原则。

2. 手持无菌容器或移动无菌容器时应托住容器底部,不可触及盖的内面、容器内面及边缘。

3. 从无菌容器内取出的物品，即使未用，也不可再放回无菌容器中。

4. 无菌容器应定期消毒灭菌；一经打开，使用时间不得超过 24 小时。

（四）无菌溶液的使用

1. 严格遵循无菌操作原则。

2. 取用无菌溶液时，不可将无菌敷料、器械直接伸入瓶内蘸取。

3. 倾倒溶液时，不可直接接触无菌溶液瓶口；已倒出的溶液不可再倒回瓶内，以免污染剩余溶液。

4. 已开启的无菌溶液瓶内的溶液，如未污染，24 小时有效。

（五）戴无菌手套

1. 严格遵循无菌操作原则。

2. 选择合适手掌大小尺码的手套。

3. 戴手套时，手套外面（无菌面）不触及任何非无菌物品。

4. 已戴手套的手，不触及未戴手套的手及另一手套的内面（非无菌面）；未戴手套的手不可触及手套的外面。

5. 戴手套后双手应保持在腰部或操作台面以上视线范围内的水平，避免污染。

6. 戴手套时，或无菌操作过程中，如发现手套有破损或可疑污染，应立即更换。

7. 脱手套时，应从手套口翻转脱下，不可强拉，注意勿使手套外面（污染面）接触皮肤；脱手套后应洗手。如手套外面有污物，应先冲洗手套表面污物，再脱下浸泡。

8. 护理不同患者时应更换手套；一次性手套不可重复使用。

四、评分标准

无菌技术基本操作法评分标准，见表 3-1-2。

表 3-1-2　无菌技术基本操作评分标准

项目名称	操作流程	技术要求	分值	扣分
基本要求 （3分）		行为举止，自我介绍，礼貌用语	1.5	
		现场评估（环境、物品、操作者）	1.5	
操作前 （7分）	评估计划 （7分）	● 携用物至操作台一侧 ● 评估环境 ● 评估用物 ● 操作者准备	1 1 3 2	

续表 3-1-2

项目名称	操作流程	技术要求	分值	扣分
无菌技术基本操作过程（80分）	检查用物（4分）	●检查用物	4	
	开无菌持物钳筒（8分）	●开无菌包	3	
		●取筒	3	
		●记录	2	
	单巾铺盘（20分）	●取治疗盘	1	
		●开无菌治疗巾包	2	
		●取无菌治疗巾	2	
		●折好包布	1	
		●铺无菌治疗巾	2	
		●开无菌治疗巾	2	
		●取小药杯	2	
		●盖无菌治疗巾	3	
		●包好治疗巾包	2	
		●注明时间	3	
	无菌容器的使用（7分）	●查对	1	
		●开无菌容器	2	
		●递无菌容器	2	
		●注明开罐时间	2	
	双巾铺盘（26分）	●取治疗盘	1	
		●取治疗巾	3	
		●铺治疗巾	3	
		●开小无菌物品包(碗)	4	
		●整理包布	1	
		●查对	2	
		●揭瓶盖	2	
		●倾倒溶液	3	
		●取血管钳	2	
		●铺巾成盘	3	
		●处理包布	2	
	戴无菌手套（10分）	●查对手套包，揭治疗巾	2	
		●涂抹滑石粉	2	
		●戴手套	4	
		●揭开无菌盘，脱手套	2	

续表 3-1-2

项目名称	操作流程	技术要求	分值	扣分
无菌技术 基本操作 过程 （80分）	整理处置 （5分）	● 整理用物 ● 洗手、摘口罩 ● 口述：按规定处理用物、垃圾分类处置	1 2 2	
综合评价 （10分）	关键环节 （10分）	● 用物齐全，按时完成 ● 严格执行无菌技术 ● 程序正确，操作规范，动作熟练	2 5 3	
操作总分			100	

完成时间：12分钟。

（刘海燕）

项目二　药液抽吸法

1.知识目标：掌握药液抽吸的方法、操作重点难点、注意事项。
2.能力目标：能独立完成自安瓿吸取药液、自密封瓶吸取药液。
3.素质目标：培养严谨细致的工作作风，精益求精的工作态度。

一、操作流程

(一) 用物准备

1.注射盘、注射卡、药物及溶媒。
2.注射器及针头、无菌持物钳、无菌纱布缸、皮肤消毒液、无菌棉签、砂轮、弯盘、启瓶器。
3.速干手消毒剂、锐器盒、垃圾桶、黄色垃圾袋、黑色垃圾袋。

(二) 操作实施前一分钟准备

携用物至合适位置(口述：老师们好，我准备一下。)→查看操作台。

(三) 操作实施

药液抽吸法操作流程，见表3-2-1。

表3-2-1　药物抽吸法操作流程

操作流程	技术要求	解释说明(含动作、语言)
		操作者报告抽签号码，操作计时开始
评估	●评估环境 ●洗手、戴口罩	●**评估环境** 环看四周环境(口述：环境安静、整洁，光线充足，温度适宜。) ●**洗手、戴口罩** 查看速干手消毒剂(口述：速干手消毒剂在有效期内。)→取速干手消毒剂→洗手→戴口罩
自安瓿吸取药液法	●核对医嘱 ●核对药液标签 ●检查药液质量 ●消毒安瓿 ●折断安瓿 ●抽吸药液 ●排尽空气 ●保持无菌	●**核对医嘱** (口述：请老师帮忙核对。)→核对(核对病历、注射卡)(口述：双人核对无误，谢谢老师。) ●**核对药液标签** 取药液→核对药名、剂量、浓度(口述：0.9%氯化钠注射液，有效期至××年××月××日。) ●**检查药液质量** 倒转0.9%氯化钠注射液安瓿并对光检查(口述：对光检查，溶液澄清、透明、无杂质。)→将安瓿顶端的药液弹至体部 ●**消毒安瓿** 将安瓿顶端药液弹至体部→用75%乙醇消毒颈部→用砂轮在安瓿颈部划一锯痕→再重新消毒安瓿 ●**折断安瓿** 从敷料缸内取一纱布→裹住安瓿→折断→检查药液内有无玻璃碎屑 ●**抽吸药液** 备注射器及针头→持注射器刻度朝上，针尖斜面向下，放入安瓿内的液面下→抽动活塞→吸取药液 ●**排尽空气** 将针头垂直向上→回抽活塞→轻推活塞→排出空气 ●**保持无菌** 将空安瓿或密封瓶套在针头上→核对→放于无菌盘内备用(也可将针头护套套在针头上，但安瓿或密封瓶不可丢弃，以便查对)

续表 3-2-1

操作流程	技术要求	解释说明(含动作、语言)
自密封瓶吸取药液法	●核对医嘱 ●核对药液标签 ●检查药液质量 ●消毒瓶塞 ●抽吸药液 ●排尽空气 ●保持无菌	●**核对医嘱** (口述:请老师帮忙核对。)→核对(核对病历、注射卡)(口述:双人核对无误,谢谢老师。) ●**核对药液标签** 取药液→核对药名、剂量、浓度(口述:××药物,有效期至××年××月××日。) ●**检查药液质量** 右手三根手指轻拧密封瓶瓶口(口述:瓶口无松动。)→密封瓶横转一圈(口述:瓶身、瓶底无裂缝。)→倒转密封瓶并对光检查(口述:溶液澄清、透明、无杂质。) ●**消毒瓶塞** 用启瓶器除去铝盖中心部分→常规消毒瓶盖顶部及其周围 ●**抽吸药液** 备注射器及针头→持注射器吸入与所需药液等量的空气→将针头插入瓶塞内→注入空气→倒转药瓶→吸取药液至所需量→以食指固定针栓→拔出针头 ●**排尽空气** 将针头垂直向上→回抽活塞→轻推活塞→排出空气 ●**保持无菌** 将针头护套或密封瓶套在针头上→核对→放于无菌盘内
整理归位	●整理用物,分类放置 ●洗手,摘口罩	●**整理用物,分类放置** 再次查对,清理用物并正确处理(口述:用物按规定处置,垃圾分类处理。) ●**洗手,摘口罩** 洗手→摘口罩弃于医疗垃圾桶→举手(口述:操作完毕,谢谢老师。)→鞠躬→推车离场

报告操作完毕,操作计时结束

二、操作中的重点、难点

(一)消毒方法

1.消毒安瓿：将安瓿顶端药液弹至体部，用75%乙醇消毒颈部，用砂轮在安瓿颈部划一锯痕，再重新消毒安瓿(安瓿颈部有蓝色标记的无须划痕，可直接折断)。

2.消毒密封瓶盖：以插入点为中心，由内向外螺旋式消毒至瓶颈。

(二)排气方法

将针头垂直向上、先回抽活塞使针头内的药液流入注射器内，并使气泡聚集在乳头处，再轻推活塞排出空气。若注射器乳头偏向一侧，排气时可让注射器倾斜使乳头朝上，利于气泡集中于乳头根部，再排出气体。

(三)抽吸药液方法

1.自安瓿抽吸药液：注射器刻度朝上，针尖斜面向下，放入安瓿内的液面以下，抽动活塞，吸取药液。

2.自密封瓶抽吸药液：注入与所需药液等量的空气，倒转药瓶，使针头在液面以下，吸取药液至所需量后，以食指固定针栓拔出针头。

三、操作中的注意事项

1.严格执行查对制度及无菌技术操作原则。

2.针头进出安瓿时，不可触及安瓿外口、外壁。

3.吸药时，手只能触及活塞柄和针栓，不能触及活塞、针梗和针尖；不可将针栓插入安瓿内，以防药液被污染。

4.从大安瓿内抽吸药液时，安瓿的倾斜度不可过大，以免药液流出造成浪费。

5.排气时不可浪费药液以免影响药量的准确性。

6.根据药液的性质抽取药液。混悬剂摇匀后立即吸取；吸取结晶、粉剂药物时，用无菌0.9%氯化钠注射液、注射用水或专用溶媒将其充分溶解后吸取；油剂可稍加温或双手对搓药瓶(药液遇热易破坏者除外)后，用稍粗针头吸取。

四、评分标准

药液抽吸法评分标准，见表3-2-2。

表3-2-2 药液抽吸法评分标准

项目名称	操作流程	技术要求	分值	扣分
基本要求 （3分）	行为举止，自我介绍，礼貌用语		1.5	
	结合案例现场评估（患者、环境、安全）		1.5	
药液抽吸法 操作过程 （74分）	评估 （6分）	●评估环境	3	
		●洗手、戴口罩	3	
	自安瓿吸 取药液法 （34分）	●核对医嘱	3	
		●核对药液标签	3	
		●检查药液质量	3	
		●消毒安瓿	6	
		●折断安瓿	3	
		●抽吸药液	6	
		●排尽空气	5	
		●保持无菌	5	
	自密封瓶 吸取药液法 （28分）	●核对医嘱	3	
		●核对药液标签	3	
		●检查药液质量	3	
		●消毒瓶塞	3	
		●抽吸药液	6	
		●排尽空气	5	
		●保持无菌	5	
	整理归位 （6分）	●整理用物，分类放置	3	
		●洗手，摘口罩	3	
综合评价 （23分）	关键环节 （23分）	●用物齐全，按时完成	3	
		●查对到位	5	
		●严格执行无菌技术	5	
		●职业防护意识强	5	
		●程序正确，操作规范，动作熟练	5	
操作总分			100	

完成时间：10分钟。

（朱晓琴）

项目三　皮内注射

✦ 学习目标

1. 知识目标：掌握皮内注射目的、操作重点难点、注意事项。
2. 能力目标：能独立完成皮内注射。
3. 素质目标：培养严谨细致的工作作风，精益求精的工作态度。

一、操作流程

(一)用物准备

1. 标准化患者(SP)。
2. 治疗车上层：治疗盘、无菌持物钳装置、无菌纱布罐、皮肤消毒液、砂轮、启瓶器、药液(青霉素 80 万 U/瓶、0.9%氯化钠注射液 10 mL/支)、一次性注射器(1 mL、5 mL 各 1 支)、急救盒(内备 0.1%盐酸肾上腺素、地塞米松、1 mL 和 2 mL 注射器各 1 支、砂轮、无菌小纱布)、无菌棉签、弯盘、医嘱执行单、注射执行记录卡、A5 夹板、A4 夹板、笔；无菌青霉素注射专用盘、速干手消毒剂、剪刀。
3. 治疗车下层：锐器盒。
4. 垃圾桶、黄色垃圾袋、黑色垃圾袋。

(二)操作实施前一分钟准备

携用物至合适位置(口述：老师们好，我准备一下。)→查看床头/尾卡→与 SP 沟通(口述：您好，一会儿我来给您做皮试。请您配合我，好吗？我看一下您的腕带。好的，谢谢您。)→拉起两侧床栏→查看时间→记录开医嘱时间。

(三)操作实施

皮内注射操作流程，见表 3-3-1。

表3-3-1 皮内注射操作流程

操作流程	技术要求	解释说明(含动作、语言)
		操作者报告抽签号码，操作计时开始
评估解释	●核对患者信息(床号、姓名、住院号) ●解释皮内注射目的并取得合作 ●询问"三史"，评估注射部位情况 ●洗手、戴口罩	●**核对患者信息(床号、姓名、住院号)** 查看医嘱单(口述：查看病历，核对医嘱。××，女，××岁，疾病名称。)→携医嘱单至床尾→核对床头/尾卡(口述：××床，××，住院号××。)→放下操作侧床栏(口述：××，您好！请告诉我您的床号、姓名。××床，××，是吧? 我看一下您的腕带。)→查看SP手腕带(口述：××床，××，住院号××。)→将患者手放平、盖好→环看四周环境，拉上窗帘(口述：环境安静、整洁，光线充足，温度适宜。) ●**解释皮内注射目的并取得合作** (口述：××，医生根据您的病情给您开了青霉素注射，青霉素注射前须先进行皮内试验，皮内试验就是在您的前臂掌侧打一个小皮丘，观察20分钟，看您是否对青霉素过敏。请您配合我，好吗?) ●**询问"三史"，评估注射部位情况** (口述：您之前使用过青霉素吗? 对什么药物过敏吗? 您的家人有对青霉素过敏的吗?)→揭开盖被露出右手(口述：来，我看一下您的右手前臂情况。)→评估右手前臂情况(口述：您右手前臂皮肤完好、无红肿、硬结、瘢痕。)→将患者右手放回被中，盖好被子(口述：一会就打右手了，进针的时候会有些疼，您不用紧张，我会用最好的技术为您打针的。)→拉好近侧床栏(口述：您稍等，我准备一下用物。) ●**洗手、戴口罩** 查看速干手消毒剂(口述：速干手消毒剂在有效期内。)→取速干手消毒剂→洗手→戴口罩

续表 3-3-1

操作流程	技术要求	解释说明（含动作、语言）
核对检查	● 核对医嘱、执行卡 ● 核对药液（名称、浓度、剂量、失效期） ● 检查药液质量	● **核对医嘱、执行卡** 左手拿病历并查看，右手拿执行卡并查看，抬头看老师（口述：请老师帮忙核对。）→核对（核对病历，执行卡的床号、姓名、住院号、药液）（口述：××床，××，住院号××，青霉素，皮内注射，双人核对无误，谢谢老师。） ● **核对药液（名称、浓度、剂量、失效期）** 左手拿执行卡并查看→右手拿药液检查标签（口述：青霉素80万U，有效期至××年××月××日；0.9%氯化钠注射液，有效期至××年××月××日。） ● **检查药液质量** 右手三根手指轻拧青霉素瓶口（口述：瓶口无松动。）→药瓶横转一圈（口述：瓶身、瓶底无裂缝。）→倒转药瓶并对光检查（口述：粉剂干燥、无潮湿、无变色。）→倒转0.9%氯化钠注射液安瓿，并对光检查（口述：对光检查，溶液澄清、透明、无杂质。）→将安瓿顶端的药液弹至体部
前期准备	● 启盖瓶 ● 两次消毒瓶塞至瓶颈 ● 消毒安瓿颈部及砂轮，锯痕、去屑 ● 折断安瓿 ● 取一次性注射器	● **启瓶盖** 用启瓶器去除铝盖中心部分 ● **两次消毒密封瓶，从瓶塞至瓶颈** （口述：安尔碘已开封，在有效期内。）同时顺势拧松瓶盖→（口述：棉签已开封，在有效期内。）取棉签消毒瓶塞至瓶颈（口述：待干。）→棉签丢入医疗垃圾桶→再取棉签消毒瓶塞至瓶颈（口述：待干。） ● **消毒安瓿颈部及砂轮，锯痕、去屑** 取棉签消毒安瓿颈部及砂轮→棉签丢入医疗垃圾桶→右手拿砂轮在安瓿颈部划一锯痕→再取棉签→用沾了消毒剂的棉签擦去玻璃碎屑→拧紧消毒液瓶盖 ● **折断安瓿** 查看无菌纱布罐（口述：无菌纱布在有效期内。）→用无菌持物钳夹取无菌纱布→用无菌纱布包裹安瓿→折断安瓿→折断的安瓿顶部丢入锐器盒，无菌纱布丢入医疗垃圾桶 ● **取一次性注射器** 查看5 mL一次性注射器外包装（口述：一次性注射器，包装完好。）→挤压注射器（口述：无漏气。）→检查有效期（口述：有效期至××年××月××日。）→撕开包装→取出注射器→外包装放入生活垃圾桶

续表 3-3-1

操作流程	技术要求	解释说明(含动作、语言)
配皮试液	• 抽吸 0.9%氯化钠注射液 • 溶解青霉素 • 稀释青霉素 • 核对处置	**• 抽吸 0.9%氯化钠注射液** 取下针头护套弃于弯盘→旋紧针头(针尖斜面向下,注射器刻度向上)→抽动活塞→用注射器抽吸 4 mL 0.9%氯化钠注射液→排尽空气 **• 溶解青霉素** 将 4 mL 0.9%氯化钠注射液全部注入青霉素密封瓶内(配制成 20 万 U/mL 的青霉素注射液)→针头露出液面抽尽瓶内空气→右手食指固定针栓拔针→将注射器与针头分离(针头置锐器盒内)→注射筒放入医疗垃圾桶内→轻摇药瓶,溶解青霉素 **• 稀释青霉素** 取 1 mL 注射器→检查注射器→针头护套置无菌巾内→抽取青霉素液 0.1 mL→抽取 0.9%氯化钠注射液 0.9 mL(稀释成 2 万 U/mL)→摇匀→推去 0.9 mL→余液 0.1 mL 再抽取 0.9 mL 0.9%氯化钠注射液(稀释成 2000 U/mL)→摇匀→推去 0.9 mL →余液 0.1 mL 再抽取 0.9 mL 0.9%氯化钠注射液(稀释成 200 U/mL)→摇匀→针头套好护套→放入小治疗盘内铺好的无菌巾内层 **• 核对处置** 核对治疗单、药瓶、安瓿→药瓶、安瓿放治疗盘内
核对解释	• 备齐用物携至患者床旁,核对患者信息(床号、姓名、住院号) • 解释并取得合作	**• 备齐用物携至患者床旁,核对患者信息(床号、姓名、住院号)** 推治疗车至床尾→拿注射卡核对床头/尾卡(口述:××床,××,住院号××。)→注射卡放回治疗车上→再将治疗车堆放至合适位置→拿执行卡→放下近侧床栏(口述:您好,请再次告诉我您的床号、姓名。××床,××,是吧?我看一下您的腕带。)→左手持注射卡(注射卡不可在患者头部上方),右手揭开近侧盖被并查看腕带(口述:××床,××,住院号××。)→右手盖回盖被 **• 解释并取得合作** (口述:××,我来给您打针了。进针的时候会有些疼,您不用紧张,我会用最好的技术为您打针的。请您配合我,好吗?)

续表 3-3-1

操作流程	技术要求	解释说明(含动作、语言)
定位消毒	● 协助患者取舒适体位 ● 选择注射部位 ● 消毒皮肤	● **协助患者取舒适体位** 协助患者取卧位或坐位 ● **选择注射部位** 揭开盖被露出右手,触摸患者前臂注射区的皮肤(口述:您的右手前臂皮肤完好、无红肿、硬结、瘢痕,一会儿我们就在这里打针。) ● **消毒皮肤** 拧松消毒液瓶盖→取棉签蘸75%乙醇消毒液→消毒皮肤(口述:××,现在我要给您消毒皮肤,有点凉,请您暂时保持这个姿势不要动。待干。)→再取棉签蘸75%乙醇二次消毒(口述:再给您消毒一遍。待干。)
核对注射	● 再次核对 ● 再次排气 ● 进针 ● 推药	● **再次核对** 取出注射器及药瓶→再次核对治疗单、药瓶 ● **再次排气** 取下针头护套弃入医疗垃圾桶内→再次排尽注射器内空气至有少量药液滴出(1滴药液挂在针尖上)→检查有无气泡(口述:无气泡。) ● **进针** 左手绷紧局部皮肤,右手持注射器,针尖斜面向上,与皮肤呈0°~5°进针,使针尖斜面完全刺入皮内 ● **推药** 右手放平注射器,固定针栓,左手推入药液0.1 mL,使局部隆起呈半球状皮丘,皮肤变白并显露毛孔
拔针核对	● 拔针 ● 操作后核对 ● 交代注意事项	● **拔针** 注射毕,右手持注射器快速拔针(勿用棉签按压)→将注射器针头放锐器盒内,注射筒放入医疗垃圾桶内→查看注射时间→协助患者拉好衣袖→取舒适体位→整理床单位 ● **操作后核对** 再次核对安瓿、药瓶、治疗单→无误后将空安瓿、药瓶放入锐器盒内 ● **交代注意事项** (口述:××,皮试做完了,您感觉怎么样?请您不要揉搓进针部位,暂时不要离开病室,20分钟后我会来观察结果。)

续表 3-3-1

操作流程	技术要求	解释说明(含动作、语言)
整理记录	● 询问需要,放呼叫器于易取处 ● 清理治疗用物,分类放置 ● 洗手,取下口罩,记录注射时间并观察患者的反应 ● 观察皮试结果,并记录	● 询问需要,放呼叫器于易取处 放呼叫器(口述:您这样躺着舒服吗?那您还有其他需要吗?呼叫器给您放枕边了,有需要您就按一下。) ● 清理治疗用物,分类放置 拉起近侧床栏(口述:拉好双侧床栏,保护患者安全。)→拧紧消毒液瓶盖(口述:用物按规定处置。)→将车上层的弯盘放到下层(口述:垃圾分类处理。) ● 洗手,取下口罩,记录注射时间并观察患者的反应 洗手(口述:皮试做完了,谢谢您的配合,您现在好好休息,我20分钟后再过来看结果。)→取下口罩扔于医疗垃圾桶内→记录注射时间并观察患者反应(口述:注射完毕,无异常。)→举手(口述:操作完毕,谢谢老师。)→鞠躬→推车离场 ● 观察皮试结果,并记录 20分钟后2名护士一同观察皮试结果→手拿执行卡进入病房→放下近侧床栏(口述:××,您好,请再次告诉我您的床号、姓名。××床,××,是吧?我看一下您的腕带。)→左手持注射卡(注射卡不可在患者头部上方),右手揭开近侧盖被并查看腕带(口述:××床,××,住院号××。)→(口述:××,您的皮试时间到了,我来给您看皮试结果。)→(口述:××,您的皮试结果是阴性的,可以使用青霉素。)→将患者右手放回被中,盖好被子(口述:您这样躺着舒服吗?您现在好好休息,我会经常来看您的。)→记录皮试结果(口述:皮试结果阴性,无异常。)→执行卡放回治疗车上→举手(口述:操作完毕,谢谢老师。)→鞠躬→离场
	报告操作完毕,操作计时结束	

二、操作中的重点、难点

(一)消毒方法

1.瓶盖消毒:以插入点为中心,由内向外螺旋式消毒瓶盖。

2.安瓿消毒:第一次消毒安瓿颈部至顶端,第二次消毒棉签绕颈1圈,螺旋向上。

3.皮肤消毒:以穿刺点为中心,由内向外螺旋式消毒,消毒直径大于5 cm,注意棉签与皮肤的夹角及棉签与皮肤接触面的大小。

(二) 皮试液配制

1. 青霉素皮试液浓度为：200~500 U/mL。

2. 溶解方法：以青霉素 G(1 瓶 80 万 U) 为例，注入 0.9% 氯化钠注射液 4 mL，每毫升含青霉素 G 20 万 U。

3. 稀释方法：用 1 mL 注射器取 0.1 mL 上液加 0.9% 氯化钠注射液至 1 mL，每毫升含青霉素 G 2 万 U，摇匀。取 0.1 mL 上液(弃去 0.9 mL)加 0.9% 氯化钠注射液至 1 mL，每毫升含青霉素 G 2000 U，摇匀。取 0.1 mL 上液(弃去 0.9 mL)加 0.9% 氯化钠注射液至 1 mL，每毫升含青霉素 G 200 U，摇匀。

(三) 注射方法

1. 持针：右手以平执式持注射器进针，食指固定针栓。

2. 进针：左手绷紧消毒区外的皮肤，针尖斜面向上与皮肤成 5°角刺入皮内。针头斜面完全进入皮内后，右手固定针栓，左手缓慢推药 0.1 mL。

三、操作中的注意事项

1. 严格执行无菌技术操作原则，预防感染；严格执行查对制度，防止差错事故发生。

2. 进针勿深，推注剂量要准确，拔针后切勿按揉。

3. 试验前询问患者用药史、过敏史及家族史。

4. 药物过敏试验，忌用碘酊、碘伏消毒，以免着色影响对局部反应的观察。

5. 为患者做药物过敏试验前，要备好急救药品，以防发生意外。

6. 准确配制皮试液，正确判断皮试结果。

四、评分标准

皮内注射评分标准，见表 3-3-2。

表 3-3-2   皮内注射评分标准

项目名称	操作流程	技术要求	分值	扣分
基本要求 (3分)		行为举止，自我介绍，礼貌用语	1.5	
		结合案例现场评估(患者、环境、安全)	1.5	
皮内注射 操作过程 (70分)	评估解释 (7.5分)	●核对患者信息(床号、姓名、住院号)	1.5	
		●解释皮内注射目的并取得合作	1.5	
		●询问"三史"，评估注射部位情况	2.5	
		●洗手、戴口罩	2	

续表 3-3-2

项目名称	操作流程	技术要求	分值	扣分
皮内注射操作过程（70分）	核对检查（6.5分）	●核对医嘱、执行卡	2.5	
		●核对药液（名称、浓度、剂量、失效期）	1.5	
		●检查药液质量	2.5	
	前期准备（7分）	●启盖瓶，两次消毒瓶塞至瓶颈	1	
		●消毒安瓿颈部及砂轮，锯痕、去屑	2	
		●折断安瓿	2	
		●取一次性注射器	2	
	配皮试液（12分）	●抽吸0.9%氯化钠注射液	2	
		●溶解青霉素	2	
		●稀释青霉素	6	
		●核对处置	2	
	核对解释（3分）	●备齐用物携至患者床旁，核对患者信息（床号、姓名、住院号）	1.5	
		●解释并取得合作	1.5	
	定位消毒（7分）	●协助患者取舒适体位	1.5	
		●选择注射部位	1.5	
		●消毒皮肤	4	
	核对注射（12.5分）	●再次核对	1.5	
		●再次排气	2	
		●进针	6	
		●推药	3	
	拔针核对（5分）	●拔针	2	
		●操作后核对患者	1.5	
		●交代注意事项	1.5	
	整理记录（9.5分）	●询问需要，放呼叫器于易取处	2	
		●清理治疗用物，分类放置	2	
		●洗手，取下口罩，记录注射时间及患者的反应	5.5	

续表 3-3-2

项目名称	操作流程	技术要求	分值	扣分
综合评价 （27分）	人文关怀 （10分）	● 注意保护患者安全	3	
		● 职业防护	1.5	
		● 沟通有效、用语规范	2.5	
		● 充分体现人文关怀	3	
	关键环节 （17分）	● 临床思维：根据案例，护理措施全面正确	3	
		● 查对到位、无菌观念强	6	
		● 正确配制皮试液	4	
		● 注射部位准确，注射成功	4	
操作总分			100	

完成时间：15分钟。

（陈燕波）

项目四 皮下注射法

✦ 学习目标

1. 知识目标：掌握皮下注射部位、适应证、操作重点难点、注意事项。
2. 能力目标：能独立完成皮下注射操作。
3. 素质目标：培养严谨细致的工作作风，精益求精的工作态度。

一、操作流程

(一)用物准备

1. 标准化患者(SP)：仿真手臂。
2. 治疗盘：无菌持物钳装置、无菌纱布罐、皮肤消毒剂(安尔碘)、砂轮、药物、2 mL注射器、无菌干棉签(一次性)、铺好的无菌小治疗盘、弯盘、治疗单、笔。
3. 治疗车、速干手消毒剂、垃圾桶、黄色垃圾袋、黑色垃圾袋、锐器盒、口罩。

(二)操作实施前一分钟准备

携用物至合适位置(口述：老师们好，我准备一下。)→查看床头/尾卡→与 SP 沟通(口述：您好，一会儿我来给您打针。请您配合我，好吗？我看一下您的右手，再看一下您的腕带。好的，谢谢您。)→拉起两侧床栏→查看时间→记录开医嘱时间。

(三)操作实施

皮下注射法操作流程，见表3-4-1。

表3-4-1 皮下注射法操作流程

操作流程	技术要求	解释说明(含动作、语言)
	操作者报告抽签号码，操作计时开始	
评估解释	● 核对患者信息(床号、姓名、住院号) ● 解释目的并取得合作 ● 评估患者注射部位情况 ● 洗手、戴口罩	● **核对患者信息(床号、姓名、住院号)** 查看医嘱单(口述：查看病例，核对医嘱。××，女，××岁，疾病名称。)→携医嘱单至床尾→核对床头/尾卡(口述：××床，××，住院号××。)→放下操作侧床栏(口述：××，您好！请告诉我您的床号、姓名。××床，××，是吧？我看一下您的腕带。)→查看对侧手腕带(口述：××床，××，住院号××。)→将患者手放平、盖好→环看四周环境(口述：环境安静、整洁，光线充足，温度适宜。) ● **解释目的并取得合作** (口述：××，医生根据您的病情开了胰岛素皮下注射，以降低血糖，请您配合我，好吗？) ● **评估患者注射部位情况** 揭开盖被露出右手卷袖至上臂上侧→(口述：来，我看一下您手臂皮肤情况。)→将患者右手放回被中(口述：一会就打右手上臂了。)→拉好近侧床栏(口述：那好，您稍等，我准备一下用物。) ● **洗手、戴口罩** 查看速干手消毒剂(口述：速干手消毒剂在有效期内。)→取速干手消毒剂→洗手→戴口罩
查对配药	● 核对医嘱、治疗单、药物 ● 检查药物质量 ● 配药	● **核对医嘱、治疗单、药物** 放注射盘于操作台上→一手拿治疗单并查看→另一手拿药液瓶检查标签(口述：胰岛素注射液，有效期至××年××月××日。) ● **检查药物质量** 手持药瓶对光检查(口述：溶液澄清、透明、无杂质。) ● **配药** 常规消毒安瓿瓶颈、砂轮→在安瓿瓶颈锯痕→再用沾消毒剂棉签擦去玻璃碎屑→用无菌持物钳取纱布1块→包住安瓿颈部掰开→取注射器→检查有效期、外包装有无破损→注射器套紧针头→取出注射器→针头护套置无菌巾内→用注射器抽吸药液→排尽空气→针头套好护套，外套空安瓿→核对治疗单、安瓿→抽吸好药液的注射器放入小治疗盘内的无菌巾内层

续表 3-4-1

操作流程	技术要求	解释说明(含动作、语言)
核对解释	● 核对患者信息(床号、姓名、住院号) ● 解释并取得合作	● **核对患者信息(床号、姓名、住院号)** 推治疗车至床尾→拿治疗卡核对床头/尾卡(口述:××床,××,住院号××。)→治疗卡放回治疗车上→再将治疗车推放至合适位置→拿治疗卡→放下近侧床栏(口述:您好,请您告诉我您的床号、姓名。××床,××,是吧?我看一下您的腕带。)→左手持治疗卡(治疗卡不可在患者头部上方),右手揭开盖被并查看腕带(口述:××床,××,住院号××。) ● **解释并取得合作** 右手盖回盖被(口述:××,我来给您打针了。进针的时候会有些疼,您不用紧张,我会用最好的技术为您打针的。请您配合我,好吗?)
前期准备	● 选择部位 ● 消毒皮肤 ● 核对排气	● **选择部位** 协助患者摆好正确的体位(坐位或卧位)→衣袖上卷暴露三角肌下缘(口述:我帮您把衣袖上卷。) ● **消毒皮肤** 取棉签蘸消毒液→消毒皮肤(范围以注射点为中心,消毒直径5 cm以上)→核对并取出一次性注射器及安瓿 ● **核对排气** 再次核对治疗单、安瓿→取下安瓿放治疗盘内→取下针头护套弃入医疗垃圾桶内→再次排尽注射器内空气
皮下注射	● 进针推药 ● 拔针按压 ● 再次核对	● **进针推药** 用左手夹干棉签同时绷紧注射部位皮肤(口述:我现在要为您打针了。)→右手侧握式持针(以食指固定针栓,针头斜面向上与皮肤成30°~40°角)→快速刺入皮下(深度为针梗的1/2~2/3)→右手保持稳定→左手拇、食指向外轻抽活塞→如无回血,将药液缓慢、均匀注入 ● **拔针按压** 药液注射完毕→左手用棉签轻压针刺点→右手将注射器迅速拔出→观察穿刺点无出血后→将棉签弃入医疗垃圾桶内→将注射器与针头分离(针头置锐器盒内)→注射器弃入医疗垃圾桶内 ● **再次核对** 协助患者拉好衣袖→取舒适体位→整理床单位→再次核对安瓿、治疗单→无误后将空安瓿及注射器放入锐器盒内

续表 3-4-1

操作流程	技术要求	解释说明(含动作、语言)
整理记录	●健康宣教 ●整理记录	●健康宣教 根据病情进行健康宣教(口述：××，根据您疾病的情况，要严格按照医嘱进行胰岛素治疗，同时注意注射后半小时要进食防止出现低血糖反应。)→放呼叫器(口述：您这样躺着舒服吗？呼叫器给您放在枕边了，有需要您就按一下。)→拉起近侧床栏 ●整理记录 旋紧消毒液瓶盖(口述：用物按规定处置。)→将治疗车上层的弯盘放到下层(口述：垃圾分类处理。)→洗手(口述：××，谢谢您的配合。您好好休息，我也会经常来看您的。)→记录治疗卡→举手(口述：操作完毕，谢谢老师。)→鞠躬→推车离场

报告操作完毕，操作计时结束

二、操作中的重点、难点

(一)消毒方法

皮肤消毒要以穿刺点为中心，由内向外螺旋式消毒，直径大于 5 cm，注意棉签与皮肤的夹角及棉签与皮肤接触面的大小。

(二)进针推药

一手绷紧皮肤，另一手持注射器，以食指固定针栓，针尖斜面与皮肤成 30°~40°角，快速刺入针梗的 1/2~2/3，一手固定针栓，另一手放松皮肤，如无回血，缓慢推药。

三、操作中的注意事项

1.严格执行查对制度和无菌操作原则。

2.对于过瘦者，须捏起局部组织或适当减小穿刺角度，进针角度不宜超过45°，以免针头刺入肌肉层。

3.长期皮下注射患者，应有计划地更换注射部位，避免出现硬结，影响药物吸收。

4.剂量过大或刺激性较强的药物不宜做皮下注射。

5.注射药液不足 1 mL 时，应选择 1 mL 注射器抽吸药液，以保证剂量准确。

四、评分标准

皮下注射法评分标准，见表3-4-2。

表3-4-2 皮下注射法评分标准

项目名称	操作流程	技术要求	分值	扣分
基本要求 **(3分)**		行为举止，自我介绍，礼貌用语	1.5	
		结合案例现场评估(患者、环境、安全)	1.5	
皮下注射操作过程 **(72分)**	评估解释 (7分)	● 核对患者信息(床号、姓名、住院号)	1.5	
		● 解释目的并取得合作	1.5	
		● 评估患者注射部位情况	2	
		● 洗手、戴口罩	2	
	查对 (6分)	● 核对医嘱、治疗卡、药物	2	
		● 核对药瓶标签	2	
		● 检查药物质量	2	
	配药 (12分)	● 常规消毒安瓿瓶颈、砂轮、锯痕，再用沾消毒剂棉签擦去玻璃碎屑	3	
		● 无菌纱布包折安瓿	2	
		● 取用注射器抽吸药液	4	
		● 排尽注射器内空气，针头套好护套，备用	2	
		● 再次核对治疗单、安瓿	1	
	核对解释 (3分)	● 备齐用物携至患者床旁，核对患者信息(床号、姓名、住院号)	1.5	
		● 解释并取得合作	1.5	
	前期准备 (5分)	● 选择部位(协助患者摆好正确的体位，衣袖上卷暴露三角肌下缘)	1	
		● 消毒皮肤(范围以注射点为中心，消毒直径5 cm以上)	2	
		● 核对排气(再次核对药物、排气)	2	

续表 3-4-2

项目名称	操作流程	技术要求	分值	扣分
皮下注射操作过程（72分）	皮下注射（35分）	●进针(用手绷紧注射部位皮肤，注射器针头斜面向上与皮肤成30°~40°角，快速刺入皮下，深度为针梗的1/2~2/3)	8	
		●轻抽活塞查回血	3	
		●推药(无回血，将药液缓慢、均匀注入)	5	
		●拔针(药液注射完毕，棉签轻压针刺点，迅速拔针)	5	
		●按压(压迫到无出血，将棉签弃入医疗垃圾桶内)	3	
		●分离注射器(将注射器与针头分离，针头置锐器盒内，注射器弃入医疗垃圾桶内)	4	
		●整理(协助患者拉好衣袖→取舒适体位→整理床单位)	3	
		●核对(再次核对安瓿、治疗单，无误后将空安瓿及注射器放入锐器盒内)	4	
	整理记录（4分）	●健康宣教	2	
		●整理用物	1	
		●洗手记录	1	
综合评价（25分）	人文关怀（10分）	●注意保护患者安全	3	
		●职业防护	2	
		●沟通有效	2	
		●充分体现人文关怀	3	
	关键环节（15分）	●临床思维：根据案例，护理措施全面正确	3	
		●查对到位、无菌观念强	7	
		●一次穿刺成功	5	
操作总分			100	

完成时间：8分钟。

（敖琴英）

项目五　肌内注射法

✦ 学习目标

1. 知识目标：掌握肌内注射目的、定位方法、注意事项。
2. 能力目标：能独立完成臀大肌肌内注射。
3. 素质目标：培养严谨细致的工作作风，精益求精的工作态度；具有保护患者隐私，人文关怀意识。

一、操作流程

（一）用物准备

1. 标准化患者（SP）：肌内注射模型。
2. 治疗车上层：铺好的无菌小治疗盘，治疗盘［内置无菌持物钳装置、无菌纱布罐、皮肤消毒液（安尔碘）、无菌干棉签（一次性）、药液（安瓿）、一次性注射器、砂轮、弯盘、医嘱执行单、注射执行记录卡、A5夹板、A4夹板、中性笔、剪刀］。
3. 治疗车下层：锐器盒。
4. 速干手消毒剂、垃圾桶、黄色垃圾袋、黑色垃圾袋。

（二）操作实施前一分钟准备

携用物至合适位置（口述：老师们好，我准备一下。）→查看床头/尾卡→与SP沟通（口述：您好，一会儿我来给您打针。请您配合我，好吗？我看一下您的腕带。好的，谢谢您。）→拉起两侧床栏→查看时间→记录开医嘱时间。

（三）操作实施

肌内注射法操作流程，见表3-5-1。

表 3-5-1　肌内注射法操作流程

操作流程	技术要求	解释说明(含动作、语言)
		操作者报告抽签号码，操作计时开始
评估解释	●核对患者信息(床号、姓名、住院号) ●解释肌内注射目的并取得合作 ●评估患者注射部位皮肤 ●洗手、戴口罩	●**核对患者信息(床号、姓名、住院号)** 查看医嘱单(口述：查看病历，核对医嘱。××，女，××岁，疾病名称。)→携医嘱单至床尾→核对床头/尾卡(口述：××床，××，住院号××。)→放下操作侧床栏(口述：××，您好！请告诉我您的床号、姓名。××床，××，是吧？我看一下您的腕带。)→查看对侧手腕带(口述：××床，××，住院号××。)→将患者手放平、盖好→环看四周环境，拉上窗帘(口述：环境安静、整洁，光线充足，温度适宜，保护患者隐私。) ●**解释肌内注射目的并取得合作** (口述：××，医生根据您的病情开了曲马多肌内注射，是缓解疼痛的，请您配合我，好吗？) ●**评估患者注射部位皮肤** (口述：××，现在我来检查您的臀部情况。)→协助患者左侧卧位→暴露右侧臀部→评估患者右侧臀部皮肤(口述：臀部皮肤完好，无瘢痕、硬结、炎症和溃疡。一会儿就给您打右侧臀部了。)→协助患者躺平→盖好被子→拉好近侧床栏(口述：您稍等，我去准备一下用物。) ●**洗手、戴口罩** 查看速干手消毒剂(口述：速干手消毒剂在有效期内。)→取速干手消毒剂→洗手→戴口罩
核对检查	●核对医嘱、执行卡 ●核对药液(名称、浓度、剂量、失效期) ●检查药液质量	●**核对医嘱、执行卡** 左手拿病历并查看，右手拿执行卡并查看，抬头看老师(口述：请老师帮忙核对。)→核对(核对病历、执行卡的床号、姓名、住院号、药液)(口述：××床，××，住院号××，曲马多注射液××mg，肌内注射，双人核对无误，谢谢老师。) ●**核对药液(名称、浓度、剂量、失效期)** 左手查看执行卡→右手拿药液检查标签(口述：曲马多注射液×× mg，有效期至××年××月××日。) ●**检查药液质量** 倒转安瓿并对光检查(口述：对光检查，溶液澄清、透明、无杂质。)→将安瓿顶端的药液弹至体部

续表 3-5-1

操作流程	技术要求	解释说明(含动作、语言)
准备药液	●消毒安瓿颈部及砂轮,锯痕、去屑 ●折断安瓿 ●检查一次性注射器,吸取药液	●**消毒安瓿颈部及砂轮,锯痕、去屑** (口述:安尔碘已开封,在有效期内。)同时拧松瓶盖→(口述:棉签已开封,在有效期内。)→右手取棉签消毒安瓿颈部及砂轮→棉签丢入医疗垃圾桶→右手拿砂轮在安瓿颈部划一锯痕→再取棉签→用沾消毒剂的棉签擦去玻璃碎屑→拧紧消毒液瓶盖 ●**折断安瓿** 查看无菌纱布罐(口述:无菌纱布在有效期内。)→用无菌持物钳夹取无菌纱布→用无菌纱布包裹安瓿→折断安瓿→折断的安瓿顶部丢入锐器盒,无菌纱布丢入医疗垃圾桶 ●**检查一次性注射器,吸取药液** 查看一次性注射器外包装(口述:一次性注射器,包装完好。)→挤压注射器(口述:无漏气。)→检查有效期(口述:有效期至××年××月××日。)→撕开包装→取出注射器→外包装放入生活垃圾桶→针头护套置无菌盘无菌巾内→右手持注射器→指示固定针栓→左手拉动活塞检查注射器(口述:针头无堵塞。)→取下针帽→左手持安瓿,右手持注射器,将针尖斜面向下置入安瓿内的液面以下→右手抽动活塞柄吸药→右手食指固定针栓退出安瓿→药瓶放回治疗盘
初步排气	●排气 ●保护针头 ●再次核对	●**排气** 针头垂直向上→轻拉活塞,使针头内药液流入注射器内→轻推活塞,驱出气体→检查气泡(口述:无气泡。) ●**保护针头** 针头套好护套→外套空安瓿 ●**再次核对** 再次核对治疗单、空安瓿→将抽吸好的药液放入小治疗盘内的无菌巾内层
核对解释	●备齐用物携至患者床旁,核对患者信息(床号、姓名、住院号) ●解释并取得合作	●**备齐用物携至患者床旁,核对患者信息(床号、姓名、住院号)** 推治疗车至床尾→拿注射卡核对床头/尾卡(口述:××床,××,住院号××。)→将注射卡放回治疗车上→再将治疗车堆放至合适位置→拿执行卡→放下近侧床栏(口述:您好,请再次告诉我您的床号、姓名。××床,××,是吧?我看一下您的腕带)→左手持注射卡(注射卡不可在患者头部上方),右手揭开近侧盖被并查看腕带(口述:××床,××,住院号××。)→右手盖回盖被 ●**解释并取得合作** (口述:××,我来给您打针了。进针的时候会有些疼,您不用紧张,我会用最好的技术为您打针的。请您配合我,好吗?)

续表 3-5-1

操作流程	技术要求	解释说明(含动作、语言)
定位消毒	●协助患者左侧卧位 ●选择注射部位 ●消毒皮肤	**●协助患者左侧卧位** 协助患者左侧卧位(口述:××,请您双手交叉放于胸前,双腿弯曲,我协助您翻身到对侧,上面的腿伸直,下面的腿弯曲,很好。) **●选择注射部位** 暴露右侧臀部(口述:××,我来帮您打针了,请您把裤子往下褪)→选择注射部位(口述:臀大肌用十字法或连线法定位;臀中肌、臀小肌用三角形法或三横指法定位。) **●消毒皮肤** 取棉签蘸消毒液→消毒皮肤(口述:××,给您消毒一下皮肤,有点凉,请您暂时保持这个姿势不要动。待干。)→再取棉签第二次消毒(口述:再给您消毒一遍,待干。)
核对注射	●再次核对 ●再次排气 ●进针 ●推药	**●再次核对** 取出注射器及安瓿→再次核对治疗单、安瓿 **●再次排气** 取下安瓿放治疗盘内→取下针头护套弃入医疗垃圾桶内→再次排尽注射器内空气至有少量药液滴出(<2滴)→检查有无气泡(口述:无气泡。) **●进针** 左手夹干棉签→拇指、食指分开绷紧注射部位皮肤→右手握笔式持针(以中指固定针栓,针头和注射部位成90°角,垂直刺入针梗的2/3) **●推药** 松开左手,用左手抽动活塞(口述:无回血。),缓慢推药(口述:××,会有一点点胀痛,我慢点推,您放松。)
拔针核对	●拔针按压至无出血 ●操作后核对	**●拔针按压至无出血** 注射毕,左手用干棉签轻按针刺处→右手持注射器快速拔针→观察穿刺点无出血后→将棉签弃入医疗垃圾桶内→将注射器与针头分离(针头置锐器盒内)→注射器弃入医疗垃圾桶内→协助患者穿好裤子→取舒适体位→整理床单位 **●操作后核对** 再次核对安瓿、治疗单→无误后将空安瓿放入锐器盒内

续表 3-5-1

操作流程	技术要求	解释说明(含动作、语言)
整理记录 (6.5分)	●询问需要，放呼叫器于易取处 ●清理治疗用物，分类放置 ●洗手，取下口罩，记录注射时间及患者的反应	●**询问需要，放呼叫器于易取处** 放呼叫器(口述：您这样躺着舒服吗？那您还有其他需要吗？呼叫器给您放枕边了，有需要您就按一下。) ●**清理治疗用物，分类放置** 拉起近侧床栏(口述：拉好双侧床栏，保护患者安全。)→拧紧消毒液瓶盖(口述：用物按规定处置。)→将治疗车上层的弯盘放到下层(口述：垃圾分类处理。) ●**洗手，取下口罩，记录注射时间及患者的反应** 洗手(口述：针打完了，谢谢您的配合，您现在好好休息，我也会经常来看您的，祝您早日康复。)→取下口罩扔于医疗垃圾桶内→记录(口述：注射完毕，无异常。)→举手(口述：操作完毕，谢谢老师。)→鞠躬→推车离场

报告操作完毕，操作计时结束

二、操作中的重点、难点

(一)消毒方法

1.安瓿消毒：第一次消毒棉签纵向从安瓿顶部至颈部，第二次消毒棉签绕颈1圈，螺旋向上。

2.皮肤消毒：以穿刺点为中心，由内向外螺旋式消毒，直径大于5 cm，注意棉签与皮肤的夹角及棉签与皮肤接触面的大小。

(二)定位方法

1.十字法：从臀裂顶点向左或右画一水平线，然后从髂嵴最高点作一垂直线，将一侧臀部分为4个象限，其外上象限并避开内角(髂后上棘与股骨大转子连线所截内角)即为注射部位。

2.连线法：取髂前上棘与尾骨连线的外1/3处为注射部位。

(三)注射方法

1.体位：侧卧位，上腿伸直，下腿弯曲。

2.持针：右手以执笔式持注射器，中指固定针栓，无名指和小手指在中指后并行排列。

3.进针：左手绷紧消毒区外的皮肤，右手垂直刺入针梗的2/3。

4.缓解疼痛：注射时做到"两快一慢"，即进针和拔针快，推药要慢。边推药边与患者交谈，分散其注意力。

三、操作中的注意事项

1. 严格执行无菌技术操作原则，预防感染；严格执行查对制度，防止发生差错事故。

2. 勿将针梗全部刺入。防止针梗从根部折断，难以取出。

3. 常更换注射部位。长期注射者，应经常更换注射部位，并选择粗长针头；注意观察局部对药物的吸收情况，如吸收差、有硬结可采用局部热敷及其他理疗措施。

4. 防止损伤坐骨神经。注射部位须准确，2岁以下婴幼儿，由于臀部肌肉发育不完善，不宜选用臀大肌注射，以免损伤坐骨神经，可选用臀中肌、臀小肌或股外侧肌注射。

四、评分标准

肌内注射评分标准，见表3-5-2。

表3-5-2 肌内注射法评分标准

项目名称	操作流程	技术要求	分值	扣分
基本要求 （3分）	行为举止，自我介绍，礼貌用语		1.5	
	结合案例现场评估(患者、环境、安全)		1.5	
肌内注射 操作过程 （70分）	评估解释 （8.5分）	● 核对患者信息(床号、姓名、住院号)	2	
		● 解释肌内注射目的并取得合作	1.5	
		● 评估患者注射部位皮肤	3	
		● 洗手、戴口罩	2	
	核对检查 （7分）	● 核对医嘱、执行卡	2.5	
		● 核对药液(名称、浓度、剂量、失效期)	2	
		● 检查药液质量	2.5	
	准备药液 （8.5分）	● 消毒安瓿颈部及砂轮，锯痕、去屑	2.5	
		● 折断安瓿	2	
		● 检查一次性注射器，吸取药液	4	
	初步排气 （6.5分）	● 排气	2.5	
		● 保护针头	2	
		● 再次核对	2	

续表 3-5-2

项目名称	操作流程	技术要求	分值	扣分
肌内注射操作过程（70分）	核对解释（3.5分）	●备齐用物携至患者床旁，核对患者信息（床号、姓名、住院号） ●解释并取得合作	2 1.5	
	定位消毒（9.5分）	●协助患者左侧卧位 ●选择注射部位 ●消毒皮肤	2 3.5 4	
	核对注射（13分）	●再次核对 ●再次排气 ●进针 ●推药	1.5 2.5 6 3	
	拔针核对（5.5分）	●拔针按压至无出血 ●操作后核对	4 1.5	
	整理记录（8分）	●询问需要，放呼叫器于易取处 ●清理治疗用物，分类放置 ●洗手，取下口罩，记录注射时间及患者的反应	2 2 4	
综合评价（27分）	人文关怀（11分）	●注意保护患者安全，保护患者隐私 ●职业防护 ●沟通有效、用语规范 ●充分体现人文关怀	4 1.5 2.5 3	
	关键环节（16分）	●临床思维：根据案例，护理措施全面正确 ●查对到位、无菌观念强 ●正确排气 ●注射部位准确，注射成功	3 6 3 4	
操作总分			100	

完成时间：12分钟。

（陈燕波）

项目六　周围静脉输液

学习目标

1. 知识目标：掌握输液目的、滴数调节、操作重点难点、注意事项。
2. 能力目标：能独立完成普通钢针进行周围静脉输液。
3. 素质目标：培养严谨细致的工作作风，精益求精的工作态度。

一、操作流程

（一）用物准备

1. 标准化患者（SP）：静脉输液仿真手臂。
2. 治疗车、治疗盘、皮肤消毒液（安尔碘）、无菌干棉签（一次性）、0.9%氯化钠注射液溶液 250 mL（塑料袋）、输液器（单头）、输液瓶贴、止血带、治疗巾（一次性）、一次性头皮针、小垫枕、输液胶贴、血管钳、弯盘、口罩、剪刀、输液执行单、输液执行记录卡、输液架、锐器盒。
3. 护士挂表、A5 夹板、A4 夹板、中性笔、标识贴。
4. 速干手消毒剂、垃圾桶、黄色垃圾袋、黑色垃圾袋。

（二）操作实施前一分钟准备

携用物至合适位置（口述：老师们好，我准备一下。）→查看床头/尾卡→检查输液架并升至需要高度→与 SP 沟通（口述：您好，一会儿我会来给您输液。请您配合我，好吗？我看一下您的右手，再看一下您的腕带。好的，谢谢您。）→检查 SP 静脉输液仿真手臂位置→拉起两侧床栏→查看时间→记录开医嘱时间。

（三）操作实施

周围静脉输液操作流程，见表 3-5-1。

表3-5-1 周围静脉输液操作流程

操作流程	技术要求	解释说明(含动作、语言)
		操作者报告抽签号码,操作计时开始
评估解释	●核对患者信息(床号、姓名、住院号) ●解释输液目的并取得合作 ●评估患者皮肤、血管、肢体活动情况 ●洗手、戴口罩	●**核对患者信息(床号、姓名、住院号)** 查看医嘱单(口述:查看病例,核对医嘱。××,女,××岁,疾病名称。)→携医嘱单至床尾→核对床头/尾卡(口述:××床,××,住院号××。)→放下操作侧床栏→移动输液架于床头(口述:××,您好!请告诉我您的床号、姓名。××床,××,是吧?我看一下您的腕带。)查看对侧手腕带(口述:××床,××,住院号××。)→将患者手放平、盖好 ●**解释输液目的并取得合作** (口述:××,医生根据您的病情开了0.9%氯化钠注射液250 mL静脉滴注,是给您建立静脉通路便于下一步用药的,请您配合我,好吗?) ●**评估患者皮肤、血管、肢体活动情况** 揭开盖被露出右手→(口述:来,请把您的右手伸出来像我这样动一动。)→操作者把手转动一圈(口述:对,很好,我看一下您的手背情况。)→抚摸患者手背(口述:您的手背皮肤完好。)→上下滑动血管(口述:血管粗直,弹性好。)→左右滑动血管(口述:不滑动。)→将患者右手放回盖被中[口述:一会就打右手了。您有什么药物过敏吗?好的,输完这瓶液体需要××小时(①30滴=3小时;②50滴=2小时;③80滴=1小时),需要我协助您上厕所吗?那好,您稍等,我准备一下用物。]→拉好近侧床栏→环看四周环境(口述:环境安静、整洁,光线充足,温度适宜。) ●**洗手、戴口罩** 查看速干手消毒剂(口述:速干手消毒剂在有效期内。)→取速干手消毒剂→洗手→戴口罩

续表 3-5-1

操作流程	技术要求	解释说明(含动作、语言)
核对检查	● 二人核对医嘱、输液卡和瓶贴 ● 核对药液标签 ● 检查药液质量	● **二人核对医嘱、输液卡和瓶贴** (口述:请老师帮忙核对。)→核对(核对病历、输液卡、输液贴上的床号、姓名、住院号、溶液。)(口述:双人核对无误,谢谢老师。) ● **核对药液标签** 取溶液瓶核对标签(口述:0.9%氯化钠注射液250 mL,有效期至××年××月××日。) ● **检查药液质量** 检查瓶口、拉环(口述:瓶口、拉环无松动。)→检查瓶身(口述:瓶身、瓶底无裂缝、挤压无漏液。)→对光检查溶液(口述:溶液澄清、透明、无杂质。)
准备药液	● 贴瓶贴,启瓶盖 ● 两次消毒瓶塞至瓶颈 ● 检查输液器包装、有效期与质量,将输液器针头插入瓶塞	● **贴瓶贴,启瓶盖** 贴瓶贴→拉掉拉环(口述:请老师帮忙核对药液。) ● **两次消毒瓶塞至瓶颈** 检查消毒液(口述:安尔碘已开封,在有效期内。)同时顺势拧松瓶盖→检查棉签(口述:已开封,在有效期内。)→取棉签消毒瓶塞至瓶颈→再取棉签消毒瓶塞至瓶颈→拧紧消毒液瓶盖 ● **检查输液器包装、有效期与质量,将输液器针头插入瓶塞** 取输液器查检查(口述:一次性输液器,包装完好无漏气,有效期至××年××月××日。)→撕开包装一端→将输液器插入溶液瓶→溶液瓶放回治疗盘
核对解释	● 备齐用物携至患者床旁,核对患者信息(床号、姓名、住院号) ● 解释并取得合作	● **备齐用物携至患者床旁,核对患者信息(床号、姓名、住院号)** ● **解释并取得合作** 备齐物品推治疗车至床旁合适位置→取输液卡核对床头/尾卡(口述:××床,××,住院号××。)→放下操作侧床栏(口述:您好,请您告诉我您的床号、姓名。××床,××,是吧? 我看一下您的腕带。)→核对腕带信息(口述:××床,××,住院号××。)→盖好盖被(口述:××,我来给您打针了。进针的时候会有些疼,您不用紧张,我会用最好的技术为您打针的。请您配合我,好吗?)

续表 3-5-1

操作流程	技术要求	解释说明(含动作、语言)
初步排气	● 关闭调节夹,旋紧头皮针连接处 ● 再次检查药液质量后挂输液瓶挂于输液架上 ● 排气(首次排气原则不滴出药液),检查有无气泡	● **关闭调节夹,旋紧头皮针连接处** 输液卡放回治疗车→取下输液器外包装弃于生活垃圾桶→关闭调节夹→旋紧头皮针连接处 ● **再次检查药液质量后挂输液瓶于输液架上** 核对药液与输液卡(口述:××床,××,0.9%氯化注射液250 mL。)→再次对光检查溶液(口述:溶液澄清、透明,无杂质。)→输液瓶挂于输液架上 ● **排气(首次排气原则不滴出药液),检查有无气泡** 排气(不滴出药液)→检查输液器有无气泡(口述:无气泡。)
皮肤消毒	● 协助患者取舒适体位,垫小垫枕与治疗巾 ● 选择静脉,扎止血带(穿刺点上方6~10 cm) ● 消毒皮肤(直径大于5 cm;二次消毒或遵循消毒剂使用说明书)	● **协助患者取舒适体位,垫小垫枕与治疗巾** 输液器挂在输液架上(口述:××,您这样躺着还舒服吗?好的。)→检查输液贴(口述:在有效期内,包装完好。)→输液贴贴于治疗盘内→取小垫枕和止血带→揭开盖被并抬起静脉输液仿真手臂(口述:××,我给您垫个小垫枕,请将手抬一下。)→垫小垫枕、止血带 ● **选择静脉,扎止血带(穿刺点上方6~10 cm)** 扎止血带(口述:看一下您的血管情况。血管粗直,弹性好,无静脉瓣,避开了关节,一会就打您这根血管了。)→松开止血带→拧松消毒液瓶盖 ● **消毒皮肤(直径大于5 cm;二次消毒或遵循消毒剂使用说明书)** 取棉签蘸消毒液→消毒皮肤(口述:××,给您消毒手背皮肤,请您暂时保持这个姿势不要动。待干。)→棉签弃于医疗垃圾桶→扎止血带(口述:××,给您扎上止血带,使血管充盈,利于穿刺。)→再取棉签第二次消毒(口述:再给您消毒一遍,待干。)→棉签弃于医疗垃圾桶
静脉穿刺	● 再次核对 ● 再次排气至有少量药液滴出,检查有无气泡,取下护针帽 ● 固定血管,嘱患者握拳,进针,见回血后再将针头沿血管方向潜行少许	● **再次核对** 取病历再次核对(口述:××,请您再次告诉我您的床号、姓名。)→查对输液卡、溶液瓶签(口述:好的。)→病历放回治疗车→取下输液器 ● **再次排气至有少量药液滴出,检查有无气泡,取下护针帽** 再次排气(药液滴出<3滴)→检查气泡(口述:无气泡。)→取下护针帽弃于医疗垃圾桶 ● **固定血管,嘱患者握拳,进针,见回血后再将针头沿血管方向潜行少许** 绷紧皮肤(口述:××,我来给您打针了,请握拳。)→穿刺见回血(口述:见回血潜行。)

续表 3-5-1

操作流程	技术要求	解释说明(含动作、语言)
固定针头	●穿刺成功后,松开止血带,打开调节器,嘱患者松拳 ●待液体滴入通畅后用输液贴固定	●**穿刺成功后,松开止血带,打开调节器,嘱患者松拳** 松止血带(口述:××,针打好了,请松拳。)→打开调节器(同时观察液体滴入情况) ●**待液体滴入通畅后用输液贴固定** (口述:输液是通畅的,您有什么不舒服吗?那我固定了。)→取输液贴固定针柄→固定针梗(使用带敷贴的输液贴)→"8"字固定 (口述:××,在您输液的过程中,如果您的手背出现疼痛、肿胀或您发现液体不滴,请您马上告诉我。来,请将手再抬一下。)→将静脉输液仿真手臂抬高→撤除小垫枕、垫巾和止血带→放平静脉输液仿真手臂→盖好盖被→一次性止血带放于医疗垃圾桶→小垫枕放治疗车抽屉→治疗巾弃于医疗垃圾桶
调节滴速	●根据患者的年龄、病情和药物性质调节滴速 ●调节滴速时间至少15秒,并报告滴速 ●操作后核对患者 ●告知注意事项	●**根据患者的年龄、病情和药物性质调节滴速** 取挂表数滴数(口述:根据患者的年龄、病情和药物性质调节滴速。) ●**调节滴速时间至少15秒,并报告滴速** 调滴速(滴速误差±5滴)并观察15秒(口述:每分钟××滴。) ●**操作后核对患者** 取输液卡再次核对(口述:××,请再次告诉我您的床号、姓名。) ●**告知注意事项** (口述:××,滴速是根据您的病情调节的,请您和家人不要自行调节,翻身活动时请保护好输液的手臂。)
整理记录	●安置患者于安全舒适体位,放呼叫器于易取处,整理床单位及用物 ●洗手,记录输液执行记录卡	●**安置患者于安全舒适体位,放呼叫器于易取处,整理床单位及用物** 输液卡放回治疗车→整理床单位→放好呼叫器(口述:您这样躺着舒服吗?呼叫器给您放在枕边了,有需要您就按一下。)→拉起操作侧床栏→拧紧消毒液瓶盖(口述:用物按规定处置。)→弯盘放于治疗车下层(口述:垃圾分类处理。) ●**洗手,记录输液执行记录卡** 洗手(口述:××,谢谢您的配合。您现在好好休息,我也会经常来看您的。)→记录输液卡→输液卡挂于输液架上→在瓶贴上做好记录(口述:15~30分钟巡视病房1次。输液完毕,拔针。)

续表 3-5-1

操作流程	技术要求	解释说明(含动作、语言)
停止输液	●核对解释 ●揭去输液贴，轻压穿刺点上方，关闭调节夹，迅速拔针 ●嘱患者按压至无出血，并告知注意事项 ●协助患者取安全舒适体位，询问需要 ●清理治疗用物，分类放置 ●洗手，摘口罩，记录输液结束时间及患者反应	●核对解释 持病历核对床头/尾卡→放下操作侧床栏(口述：您好，请告诉我您的床号、姓名。××床，××，是吧？我看一下您的腕带。)→查看腕带(口述：××床，××，住院号××。)→核对输液卡和溶液瓶→取下输液卡(口述：××，我已经核对过了，您的治疗已经结束了，我来给您拔针。)→病历夹、输液卡放于治疗车上→对患者演示按压动作(口述：拔针的时候请您像我这样用大拇指按压 3~5 分钟，直到不出血，不要揉。) ●揭去输液贴，轻压穿刺点上方，关闭调节夹，迅速拔针 揭开盖被→揭去输液贴弃于医疗垃圾桶→(口述：来，请您把另一只手伸过来。)→迅速拔针 ●嘱患者按压至无出血，并告知注意事项 (口述：请您按稳。)→盖好盖被→头皮针毁形弃于锐器盒→取下溶液瓶放治疗车下层→输液器毁形弃于医疗垃圾桶→取血管钳夹取输液器插入端放入锐器盒内→移回输液架→查看按压处(口述：来，我再看看，已经不出血了，我把敷贴拿走了。)→输液贴弃于医疗垃圾桶 ●协助患者取安全舒适体位，询问需要 整理盖被(口述：您这样躺着舒服吗？那您还有其他需要吗？) ●清理治疗用物，分类放置 拉起操作侧床栏(口述：拉好双侧床栏，保护患者安全。用物按规定处置，垃圾分类处理。) ●洗手，摘口罩，记录输液结束时间及患者反应 洗手(口述：您今天的治疗已经全部结束了，很顺利，谢谢您的配合，祝您早日康复。)。→摘口罩弃于医疗垃圾桶→记录(口述：输液完毕，无异常。)→举手(口述：操作完毕，谢谢老师。)→鞠躬→推车离场
	报告操作完毕，操作计时结束	

二、操作中的重点、难点

（一）消毒方法

1.瓶盖消毒：以插入点为中心，由内向外螺旋式消毒至瓶颈。

2.皮肤消毒：以穿刺点为中心，由内向外螺旋式消毒，直径大于 5 cm，注意棉签与皮肤的夹角及棉签与皮肤接触面的大小。

（二）排气方法

1.第一次排气：液体流至超过头皮针头连接处，关闭调节器，分两段检查。

2.第二次排气：液体流至头皮针头，流出不超过 3 滴，关闭调节器，分两段检查。

（三）调节滴数

1.训练学生目测：小于 40 滴/min、40~60 滴/min、大于 60 滴/min。

2.穿刺成功后，调至目测范围。

3.数实际滴数并记录。

（四）评估血管方法

1.抚摸患者手背，判断患者手背皮肤完好。

2.上下滑动血管，判断患者血管粗直，弹性好。

3.左右滑动血管，判断患者血管不滑动。

三、操作中的注意事项

1.严格执行无菌技术操作原则，预防感染；严格执行查对制度，防止差错事故发生。

2.注意保护和合理使用静脉，尽量从远端的小血管开始（抢救时可例外）。

3.根据医嘱和治疗原则，合理安排液体输入的顺序，注意药物的配伍禁忌。根据患者年龄、病情、药物性质，调节输液速度。一般成人 40~60 滴/min，儿童 20~40 滴/min。对年老、体弱、婴幼儿、心肺疾病的患者，输入速度宜慢；严重脱水、心肺功能良好者，速度可稍快。

4.输液前必须排尽输液管及针头内的空气，及时更换药液，输液完毕及时拔针，防止空气栓塞。

5.输液过程中，加强巡视，严密观察有无输液反应及输液故障，及时处理。

6.一次性输液钢针用于短期或单次给药，腐蚀性药物不能使用周围血管输注。

四、评分标准

周围静脉输液评分标准，见表3-5-2。

表 3-5-2　周围静脉输液评分标准

项目名称	操作流程	技术要求	分值	扣分
基本要求 （3分）	行为举止，自我介绍，礼貌用语		1.5	
	结合案例现场评估（患者、环境、安全）		1.5	
静脉输液 操作过程 （70分）	评估解释 （7分）	●核对患者信息（床号、姓名、住院号） ●解释输液目的并取得合作 ●评估患者皮肤、血管、肢体活动情况 ●洗手、戴口罩	1.5 1.5 2 2	
	核对检查 （6.5分）	●二人核对医嘱、输液卡和瓶贴 ●核对药液标签 ●检查药液质量	2.5 1.5 2.5	
	准备药液 （7分）	●贴瓶贴，启瓶盖 ●两次消毒瓶塞至瓶颈 ●检查输液器包装、有效期与质量，将输液器针头插入瓶塞	1.5 3 2.5	
	核对解释 （3分）	●备齐用物携至患者床旁，核对患者信息（床号、姓名、住院号） ●解释并取得合作	1.5 1.5	
	初步排气 （5.5分）	●关闭调节夹，旋紧头皮针连接处 ●再次检查药液质量后将输液瓶挂于输液架上 ●排气（首次排气原则不滴出药液），检查有无气泡	1.5 1.5 2.5	
	皮肤消毒 （7分）	●协助患者取舒适体位，垫小垫枕与治疗巾 ●选择静脉，扎止血带（穿刺点上方6~10 cm） ●消毒皮肤（直径大于5 cm；二次消毒或遵循消毒剂使用说明书）	1.5 1.5 4	

续表 3-5-2

项目名称	操作流程	技术要求	分值	扣分
静脉输液操作过程（70分）	静脉穿刺（10分）	●再次核对	1.5	
		●再次排气至有少量药液滴出，检查有无气泡，取下护针帽	2.5	
		●固定血管，嘱患者握拳，进针，见回血后再将针头沿血管方向潜行少许	6	
	固定针头（4分）	●穿刺成功后，松开止血带，打开调节器，嘱患者松拳	1.5	
		●待液体滴入通畅后用输液贴固定	2.5	
	调节滴速（8分）	●根据患者的年龄、病情和药物性质调节滴速	1.5	
		●调节滴速时间至少15秒，并报告滴速	3.5	
		●操作后核对患者	1.5	
		●告知注意事项	1.5	
	整理记录（3分）	●安置患者于安全舒适体位，放呼叫器于易取处，整理床单位及用物	1.5	
		●洗手，记录输液执行记录卡	1.5	
	停止输液（9分）	●核对解释	1.5	
		●揭去输液贴，轻压穿刺点上方，关闭调节夹，迅速拔针	2	
		●嘱患者按压至无出血，并告知注意事项	2	
		●协助患者取安全舒适体位，询问需要	1	
		●清理治疗用物，分类放置	1	
		●洗手，取下口罩，记录输液结束时间及患者反应	1.5	
综合评价（27分）	人文关怀（10分）	●注意保护患者安全	3	
		●职业防护	1.5	
		●沟通有效	2.5	
		●充分体现人文关怀	3	
	关键环节（17分）	●临床思维：根据案例，护理措施全面正确	3	
		●查对到位、无菌观念强	6	
		●一次排气成功	4	
		●一次穿刺成功，皮下退针应减分	4	
操作总分			100	

完成时间：15分钟。

（刘莉华　刘晶晶）

项目七　间接静脉输血法

✦ 学习目标

1. 知识目标：掌握静脉输血目的、输血原则、注意事项、常见输血反应及护理。
2. 能力目标：能根据具体的案例，按照正确的步骤和要求完成静脉输血操作。
3. 素质目标：树立关爱生命、全心全意为患者的健康服务的职业情感及严谨细致的工作作风。

一、操作流程

(一)用物准备

1. 标准化患者(SP)：静脉输血仿真手臂。
2. 治疗车上层：治疗盘、弯盘、皮肤消毒液(安尔碘)、无菌干棉签、一次性输血器、0.9%氯化钠注射液(100 mL 或 250 mL)、血液制品(根据医嘱准备)、无菌手套、输液胶贴、一次性治疗巾、止血带、输液瓶贴、小垫枕、输血卡、输血记录单、输血治疗同意书、交叉配血单、中性笔、剪刀、速干手消毒剂；同时检查输血用物的灭菌时间、质量符合要求。
3. 治疗车下层：垃圾桶、黄色垃圾袋、黑色垃圾袋、锐器盒、剪刀。
4. 其他：输液架。

(二)操作实施前一分钟准备

携用物至合适位置(口述：老师们好，我准备一下。)→查看床头/尾卡→检查输液架并升至需要高度→与 SP 沟通(口述：您好，一会儿我来给您输血。请您配合我，好吗？我看一下您的腕带，请问您想打哪只手？)→查看 SP 左手(口述：左手是吧？好的，谢谢您。)→查看静脉输血仿真手臂位置→拉起两侧床栏→查看时间→记录开医嘱时间。

(三)操作实施

间接静脉输血操作流程，见表3-7-1。

表3-7-1　间接静脉输血操作流程

操作流程	技术要求	解释说明(含动作、语言)
		操作者报告抽签号码，操作计时开始
评估解释	●核对医嘱及患者信息 ●解释输血目的并取得合作 ●评估穿刺部位皮肤、血管情况，询问血型、输血史、过敏史 ●评估环境 ●洗手法洗手、戴口罩	●核对医嘱及患者信息 查看医嘱单(口述:查看病例，核对医嘱。××，女，××岁，疾病名称。)→携医嘱单至床尾→核对床头/尾卡(口述:××床，××，住院号××。)→放下操作侧床栏(口述:××，您好，请告诉我您的床号、姓名。××床，××，是吧?我看一下您的腕带。)→查看腕带(口述:××床，××，住院号××。)→将患者手放平、盖好 ●解释输血目的并取得合作 (口述:××，根据医嘱，需要给您输血，需要先建立静脉通路，请您配合我，好吗?) ●评估穿刺部位皮肤、血管情况，询问血型、输血史、过敏史 揭开盖被露出右手→(口述:来，请把您的右手伸出来像我这样动一动。)→操作者把手转动一圈(对，很好，我看一下您的手背情况。)→抚摸患者手背(口述:您的手背皮肤完好。)→上下滑动血管(口述:血管粗直，弹性好。)→左右滑动血管(口述:不滑动。)→将患者右手放回被中(口述:一会就打右手了。您有什么药物过敏吗?您以前输过血吗?您是什么血型?需要我协助您上厕所吗?)→拉好近侧床栏(口述:那好，您稍等，我准备一下用物。) ●评估环境 移动输液架于床旁→环看四周环境(口述:环境安静、整洁，光线充足，温度适宜。) ●洗手法洗手、戴口罩 查看速干手消毒剂(口述:速干手消毒剂在有效期内。)→取速干手消毒剂→洗手→戴口罩
输血准备	●根据输血医嘱两人核对血液制品，进行四查十二对 ●按静脉输液的方法准备0.9%氯化钠注射液，将输血器插入0.9%氯化钠注射液瓶内	●根据输血医嘱两人核对血液制品，进行四查十二对 四查:输血同意书，血液有效期，血液质量，输血装置 十二对:患者床号、姓名、性别、年龄、住院号、血袋号、血型、交叉配血试验结果、血液种类、血液量、采血时间、输液前八项结果 ●按静脉输液的方法准备0.9%氯化钠注射液，将输血器插入0.9%氯化钠注射液瓶内 核对药液标签，检查药液质量→贴瓶贴，启瓶盖→常规消毒瓶塞至瓶颈→检查输血器包装、有效期与质量→将输血器针头插入瓶塞

续表 3-7-1

操作流程	技术要求	解释说明(含动作、语言)
核对解释	●备齐用物携至患者床旁,两人再次核对患者信息 ●解释并取得合作	●**备齐用物携至患者床旁,两人再次核对患者信息** 推治疗车至床尾→拿输血卡核对床头/尾卡(口述:××床,××,住院号××。)→输血卡放回治疗车上→再将治疗车推放至合适位置→放下近侧床栏(口述:您好,请您告诉我们您的床号、姓名。××床,××,是吧?我看一下您的腕带。)(口述:××床,××,住院号××。) ●**解释并取得合作** 盖回盖被(口述:××,输血前我要先给您输液。输液进针时会有些疼,您不用紧张,我会用最好的技术为您穿刺的。请您配合我,好吗?)
建立通路	●按照静脉输液法建立静脉通路 ●输入少量0.9%氯化钠注射液	●**按照静脉输液法建立静脉通路** (口述:输液是通畅的,您有什么不舒服吗?那我固定了。)→输液贴固定针柄→固定针梗(使用带敷贴的胶布)→将针头附近的输液管环绕后固定(口述:已固定好,请将手再抬一下。)→右手协助患者将手抬高→左手将小垫枕、治疗巾和止血带一同撤除→右手将患者手放下→盖好被子→一次性止血带放于医用垃圾桶→小枕放治疗车抽屉→垫巾丢于医疗垃圾桶 ●**输入少量0.9%氯化钠注射液**
实施输血	●两人床旁再次查对,将血袋号条形码贴于配血单上 ●摇匀血液 ●戴手套,连接血袋进行输血	●**两人床旁再次查对,将血袋号条形码贴于配血单上** 查对姓名、性别、年龄、住院号、血袋号、血型、交叉配血试验结果、血液的种类、血液量、采血时间、血液有效期、血液制品的外观 ●**摇匀血液** 以手腕旋转动作将血袋内的血液轻轻摇匀。 ●**戴手套,连接血袋进行输血** 戴手套→血袋平放于治疗盘内,打开血袋封口→常规用安尔碘消毒输血接口→将输血器针头从0.9%氯化钠注射液瓶上拔出→左手握住血袋接口处,稍微上提血袋连接口→右手持针与连接口走向平行→对准连接口中心部位,缓慢插入血袋→缓慢将储血袋倒挂于输液架上
调速记录	●控制和调节滴速 ●操作后查对 ●记录	●**控制和调节滴速** 取下挂表数滴数(口述:开始输入的前15分钟宜慢,每分钟不超过20滴,无不良反应再根据病情及年龄调节滴数。)→报告滴速 ●**操作后查对** 用输血卡再次查对床号、姓名、性别、年龄、住院号、血袋号、血型、交叉配血试验结果、血液的种类、血液量、采血时间、血液有效期、血液制品的外观(口述:××,请再次告诉我您的床号、姓名。) ●**记录** 记录输血时间,滴速,两人签名

续表 3-7-1

操作流程	技术要求	解释说明(含动作、语言)
交代注意事项	●询问患者感受 ●安置患者于安全舒适体位,放呼叫器于易取处,交代注意事项,整理床单位 ●整理用物,脱手套,洗手	●**询问患者感受** (口述:××,您感觉怎么样?有什么不舒服吗?) ●**安置患者于安全舒适体位,放呼叫器于易取处,交代注意事项,整理床单位** 整理被尾(口述:××,在输血过程中,我会经常来看您的,滴速是根据您的病情调节的,请您和家人不要自行调节,如感觉局部疼痛肿胀或血液不滴,请您按呼叫铃告诉我们,呼叫铃就放在您的床头。谢谢您的配合。) ●**整理用物,脱手套,洗手** (口述:15~30分钟巡视病房1次。输血完毕,0.9%氯化钠注射液冲管拔针。)
输血结束后处理	●输血完毕,核对解释按照续瓶流程继续滴入0.9%氯化钠注射液,直至将输血器内的血液全部输入体内再拔针 ●揭去输液贴,用无菌干棉签轻压穿刺点上方,关闭调节夹,迅速拔针,局部按压至不出血为止 ●输血袋及输血器的处理 ●协助患者取安全舒适体位,询问需要 ●整理床单位,清理用物 ●洗手,记录	●**输血完毕,核对解释按照续瓶流程继续滴入0.9%氯化钠注射液,直至将输血器内的血液全部输入体内再拔针** 持病历核对床头/尾卡→走向床头(口述:您好,请告诉我您的床号、姓名。××床,××,是吧?我看一下您的腕带。)→查看腕带(口述:××床,××,住院号××。)→拿病历夹核对输血袋→取下输血卡(口述:××,您的输血已经结束,现在需要使用0.9%氯化钠注射液冲管。)→继续滴入0.9%氯化钠注射液,直至将输血器内的血液全部输入体内再拔针 ●**揭去输液贴,用无菌干棉签轻压穿刺点上方,关闭调节夹,迅速拔针,局部按压至不出血为止** (口述:请您竖行轻压棉签,至不出血为止,需要3~5分钟。) ●**输血袋及输血器的处理** 用剪刀将输血器针头剪下放入锐器盒内→输血管路放入医疗垃圾桶→输血袋注明患者姓名、住院号(口述:送回输血科保留24小时。)→取下输血卡→放好输液架 ●**协助患者取安全舒适体位,询问需要** 查看穿刺点出血情况(口述:来,我再看看,已经不出血了,我把敷贴拿走了。)→敷贴扔入医疗垃圾桶→询问需要(口述:您这样躺着舒服吗?那您还有其他需要吗?) ●**整理床单位,清理用物** 整理床单位,拉起近侧床栏(口述:拉好双侧床栏,保护患者安全。用物按规定处置,垃圾分类处理。) ●**洗手,记录** 洗手(口述:您今天的输血已经结束了,很顺利,谢谢您的配合,祝您早日康复。)→取下口罩扔于医疗垃圾桶内→记录(口述:记录输血时间、种类、血量、血型、生命体征,输血反应。)→举手(口述:操作完毕,谢谢老师。)→鞠躬→推车离场

报告操作完毕,操作计时结束

二、操作中的重点、难点

(一)查对制度

输血前、后要严格进行四查(输血同意书、血液有效期、血液质量、输血装置)十二对(患者床号、姓名、性别、年龄、住院号、血袋号、血型、交叉配血试验结果、血液种类、血液量、采血时间、输液前八项结果)。

(二)戴手套,连接血袋进行输血

戴手套,血袋平放于治疗盘内,打开血袋封口,常规用安尔碘消毒输血接口,将输血器针头从0.9%氯化钠注射液瓶上拔出,左手握住血袋接口处,稍微上提血袋连接口,右手持针与连接口走向平行,对准连接口中心部位,缓慢插入,遇落空感,放低血袋连接口,见血液流入输血器,再小心送针直到输血器针头全部插入,再缓慢将储血袋倒挂于输液架上进行输血。

(三)冲管注意事项

1. 冲管溶液:0.9%氯化钠注射液。
2. 冲管时间:输血前后及输注2袋血之间需要滴注少量0.9%氯化钠注射液进行冲管。

三、操作中的注意事项

1. 在取血和输血过程中,要严格执行无菌操作及查对制度。在输血前,一定要由两名护士按照需查对的项目再次进行查对,避免差错事故的发生。
2. 血液制品中禁止加入任何药物,不得加热。
3. 输血过程中,一定要加强巡视,观察有无输血反应的征象,并询问患者有无任何不适,一旦出现输血反应,应立刻停止输血,并按输血反应进行处理。
4. 严格掌握输血速度,15分钟内宜慢(10~20滴/min),成人一般40~60滴/min,儿童酌减。年老体弱、严重贫血、心衰患者滴速宜慢。
5. 输完的血袋送回输血科保留24小时,以备患者在输血后发生输血反应时检查分析原因。

四、评分标准

间接静脉输血法评分标准,见表3-7-2。

表 3-7-2　间接静脉输血法评分标准

项目名称	操作流程	技术要求	分值	扣分
评估准备 （3分）		行为举止，自我介绍，礼貌用语	1.5	
		结合案例现场评估（患者、环境、安全）	1.5	
间接静脉 输血 操作过程 （82分）	评估解释 （9分）	●核对医嘱及患者信息	3	
		●解释输血目的并取得合作	1	
		●评估穿刺部位皮肤、血管情况，询问血型、输血史、过敏史	3	
		●评估环境	1	
		●洗手法洗手、戴口罩	1	
	输血准备 （12分）	●根据输血医嘱两人核对血液制品，进行四查十二对	8	
		●按静脉输液的方法准备0.9%氯化钠注射液，将输血器插入0.9%氯化钠注射液瓶内	4	
	核对解释 （4分）	●备齐用物携至床旁，两人再次核对患者信息	2	
		●解释并取得合作	2	
	建立静脉 通路 （14分）	●按照静脉输液法建立静脉通路	10	
		●穿刺成功后输液贴固定	2	
		●输入少量0.9%氯化钠注射液	2	
	实施输血 （15分）	●两人床旁再次查对，将血袋号条形码贴于配血单上	5	
		●摇匀血液	2	
		●戴手套，连接血袋进行输血	8	
	调速记录 （8分）	●控制和调节滴速	3	
		●操作后查对	2	
		●记录输血时间，滴速，两人签名	3	
	交代注意 事项 （7分）	●询问患者感受	2	
		●安置患者于安全舒适体位，放呼叫器于易取处，交代注意事项，整理床单位	4	
		●整理用物，脱手套，洗手	1	

续表 3-7-2

项目名称	操作流程	技术要求	分值	扣分
间接静脉输血操作过程（82分）	输血完毕后处理（13分）	●输血完毕，核对解释按照续瓶流程继续滴入0.9%氯化钠注射液，直至将输血器内的血液全部输入体内再拔针	1	
		●揭去输液贴，用无菌干棉签轻压穿刺点上方，关闭调节夹，迅速拔针，局部按压至不出血为止	3	
		●输血袋及输血器的处理	2	
		●协助患者取安全舒适体位，询问需要	2	
		●整理床单位，清理用物	2	
		●洗手，记录	3	
综合评价（15分）	人文关怀（5分）	●注意保护患者安全	1	
		●职业防护	1	
		●沟通有效，充分体现人文关怀	3	
	关键环节（10分）	●查对到位	2	
		●无菌观念强，违反无菌原则1次扣2分，扣完4分为止	4	
		●操作熟练，1次穿刺成功、1次不成功扣2分，2次不成功扣4分	4	
操作总分			100	

完成时间：20分钟。

（王媚媚）

模块四
抢救护理

项目一　单人徒手心肺复苏术

✦ 学习目标

1. 知识目标：掌握操作目的、操作重点难点、注意事项。
2. 能力目标：能独立正确完成心肺复苏术。
3. 素质目标：培养生命第一、救死扶伤的急救意识，严谨抢救的工作态度。

一、操作流程

（一）用物准备

1. 标准化患者（SP）：心肺复苏模拟人。
2. 诊察床（硬板床）、脚踏垫。
3. 治疗车、治疗盘、人工呼吸膜（纱布）、纱布（用于清除口腔异物）、血压计、听诊器、手电筒、弯盘、抢救记录卡（单）、笔。必要时备压舌板和开口器。
4. 速干手消毒剂、垃圾桶、黄色垃圾袋、黑色垃圾袋。

（二）操作实施前一分钟准备

携用物至合适位置（口述：老师们好，我准备一下。）→查看床头/尾卡→检查心肺复苏模拟人位置→枕头→衣服（试拉链）→裤子→手腕带（查看患者信息）→脚踏板（选择高矮合适的脚踏板）→查看时间。

（三）操作实施

单人徒手心肺复苏术操作流程，见表4-1-1。

表4-1-1　单人徒手心肺复苏术操作流程

操作流程	技术要求	解释说明(含动作、语言)
操作者报告抽签号码，操作计时开始		
环境评估	●确保现场对施救者和患者均是安全的	●确保现场对施救者和患者均是安全的 查看周围环境(口述：巡视病房，现场环境安全、通风。)
判断与呼救	●检查患者有无反应 ●检查患者是否无呼吸(终末叹气应当作无呼吸)，并同时检查脉搏 ●5~10秒完成 ●确认患者意识丧失，立即呼叫，启动应急反应系统 ●取得AED及急救设备(或请旁人帮忙获得)	●检查患者有无反应 查看床头/尾卡(口述：××床，××。)→走至床头(口述：××，您今天感觉怎么样了?)→轻拍(双肩)重呼(双耳旁)(口述：××，您怎么了? 能听到我说话吗? 无意识。) ●检查患者是否无呼吸(终末叹气应当作无呼吸)，并同时检查脉搏 ●5~10秒完成 触摸患者颈动脉(摸到喉结再向近侧旁开两指)→同时贴近口鼻判断呼吸5~10秒(口述：1001、1002、1003、1004、1005、1006，无自主呼吸、颈动脉无搏动。) ●确认患者意识丧失，立即呼叫，启动应急反应系统 ●取得AED及急救设备(或请旁人帮忙获得) 取呼叫器→呼救(口述：××床，××，没有呼吸心跳，启动应急反应系统，取得AED及急救设备。)→看抢救开始时间(口述：时间××。家属请回避，拉好床帘。)
安置体位	●确保患者仰卧在坚固的平坦表面上 ●去枕，使患者头、颈、躯干在同一轴线上 ●口述：双手放于两侧，身体无扭曲	●确保患者仰卧在坚固的平坦表面上 双手检查床板(口述：仰卧坚固、平坦硬板床。) ●去枕，使患者头、颈、躯干在同一轴线上 ●口述：患者双手放于两侧，身体无扭曲 去枕(放于床对侧)→摆放体位于一条轴线(口述：患者头、颈、躯干在同一轴线上，双手放于两侧，身体无扭曲。)

续表 4-1-1

操作流程	技术要求	解释说明(含动作、语言)
心脏按压	●在患者一侧,解开衣领、腰带,暴露患者胸腹部 ●按压部位:患者胸部中央,胸骨下半部 ●按压方法:手掌根部重叠,手指翘起,两臂伸直,使双肩位于双手的正上方。垂直向下用力快速按压 ●按压深度:至少 5 cm ●按压速率:100~120 次/min ●胸廓回弹:每次按压后使胸廓充分回弹(按压时间:放松时间为1:1) ●尽量不要按压中断:中断时间控制在 10 秒内	●在患者一侧,解开衣领、腰带,暴露患者胸腹部 ●按压部位:患者胸部中央,胸骨下半部 站于患者右侧→解开衣服(完全暴露胸腹部)→解开腰带→取出脚踏板(口述:按压胸部中央,胸骨下半部。) ●按压方法:手掌根部重叠,手指翘起,两臂伸直,使双肩位于双手的正上方。垂直向下用力快速按压 ●按压深度:至少 5 cm ●按压速率:100~120 次/min 定位(两乳头连线的终点)→左手掌根部置于定位点→右手掌根与左手掌根重叠→手指翘起(不接触胸壁皮肤)→两臂伸直→双肩位于双手的正上方(口述:按压深度至少 5 cm,频率 100~120 次/min。)→快速按压(垂直向下用力)(口述:一循环 01、02、03、04……27、28、29、30。) ●胸廓回弹:每次按压后使胸廓充分回弹(按压时间:放松时间为1:1) ●尽量不要按压中断:中断时间控制在 10 秒内
开放气道	●如有明确呼吸道分泌物,应当清理患者呼吸道,取下活动义齿 ●仰头提颏法(怀疑患者头部或颈部损伤时使用推举下颌法),充分开放气道	●如有明确呼吸道分泌物,应当清理患者呼吸道,取下活动义齿 检查颈部有无损伤(口述:颈部无损伤。)→检查口腔→偏头(口述:头偏一侧。)→取弯盘、纱布/人工呼吸膜→清除口腔、鼻腔分泌物(口述:取出活动义齿或无义齿。)→纱布/人工呼吸膜弃于医疗垃圾桶→弯盘置于治疗车下层 ●仰头提颏法(怀疑患者头部或颈部损伤时使用推举下颌法),充分开放气道 摆正头→开放气道(下颌角与耳垂连线垂直于地面)(口述:怀疑头部或颈部损伤时使用推举下颌法开放气道。仰头提颏。)

续表 4-1-1

操作流程	技术要求	解释说明(含动作、语言)
人工呼吸	● 立即给予人工呼吸 2 次 ● 送气时捏住患者鼻子，呼气时松开，送气时间为 1 秒，见明显的胸廓隆起即可 ● 施以人工呼吸时应产生明显的胸廓隆起，避免过度通气 ● 吹气同时，观察胸廓情况 ● 按压与人工呼吸之比：30∶2，连续 5 个循环	● 立即给予人工呼吸 2 次 ● 送气时捏住患者鼻子，呼气时松开，送气时间为 1 秒，见明显的胸廓隆起即可 ● 施以人工呼吸时应产生明显的胸廓隆起，避免过度通气 ● 吹气同时，观察胸廓情况 捏住患者鼻孔→用嘴包紧患者的嘴→吹气(吹气≥1 秒/次，潮气量 500~600 mL)→吹气同时观察胸廓起伏→松开患者口鼻呼气→吹气→同时观察胸廓起伏→松开患者口鼻呼气 ● 按压与人工呼吸之比：30∶2，连续 5 个循环 二循环按压(口述：二循环 01、02、03、04……27、28、29、30。)→开放气道→吹气→同时观察胸廓起伏→松开患者口鼻呼气 三循环按压(口述：三循环 01、02、03、04……27、28、29、30。)→开放气道→吹气→同时观察胸廓起伏→松开患者口鼻呼气 四循环按压(口述：四循环 01、02、03、04……27、28、29、30。)→开放气道→吹气→同时观察胸廓起伏→松开患者口鼻呼气 五循环按压(口述：五循环 01、02、03、04……27、28、29、30。)→开放气道→吹气→同时观察胸廓起伏→松开患者口鼻呼气

续表 4-1-1

操作流程	技术要求	解释说明(含动作、语言)
判断复苏效果	●颈动脉恢复搏动 ●自主呼吸恢复 ●散大的瞳孔缩小,对光反射存在 ●收缩压大于 60 mmHg(体现测血压动作) ●面色、口唇、甲床和皮肤色泽转红 ●昏迷变浅,出现反射、挣扎或躁动	●颈动脉恢复搏动 ●自主呼吸恢复 ●散大的瞳孔缩小,对光反射存在 ●收缩压大于 60 mmHg(体现测血压动作) ●面色、口唇、甲床和皮肤色泽转红 ●昏迷变浅,出现反射、挣扎或躁动 触摸颈动脉,同时判断呼吸(5~10 秒)(口述:颈动脉出现搏动,自主呼吸恢复。)→取手电筒→检查瞳孔(口述:散大的瞳孔缩小,对光反射存在。)→手电筒放于治疗车下层→收回脚踏板→取血压计、听诊器→绑袖带(口述:肘上两横指,松紧一指。)→测量血压(口述:血压××/××mmHg,收缩压大于 60 mmHg。)→血压计、听诊器放于治疗车下层→检查面色、口唇、甲床和皮肤色泽(口述:面色、口唇、甲床和皮肤色泽转红。)→系好裤带、衣服→轻拍患者肩部(口述:××,能听到我说话吗?)→用大拇指指腹按压眼眶(口述:昏迷变浅,出现反射、挣扎或躁动。)→查看时间,报告抢救结束时间→根据病情摆放合适体位
整理记录	●整理用物,分类放置 ●洗手 ●记录	●整理用物,分类放置 查看腕带,核对患者信息→拉起双侧床栏→整理用物(口述:用物按规定处置,垃圾分类处理。) ●洗手 查看速干手消毒剂(口述:速干手消毒剂在有效期内。)→取速干手消毒剂→洗手(口述:患者复苏有效,严密观察意识、瞳孔、尿量、生命体征,并遵医嘱给予高级生命支持。) ●记录 记录(患者病情变化和抢救情况)(口述:做好记录。)→举手(口述:操作完毕,谢谢老师。)→鞠躬→推车离场

报告操作完毕,操作计时结束

二、操作中的重点、难点

（一）胸外按压

1.按压部位：患者胸部中央，胸骨下半部。

2.按压方法：手掌根部重叠，手指翘起，两臂伸直，使双肩位于双手的正上方，按压时肩、肘、腕在一条直线上。

3.按压深度：成人至少5 cm，儿童5 cm，婴幼儿4 cm。

4.按压速率：100~120次/min。

5.胸廓回弹：每次按压后使胸廓充分回弹（按压时间∶放松时间为1∶1）。

（二）开放气道

1.首先要清理患者呼吸道，如有活动义齿，取下活动义齿。

2.判断患者头部或颈部损伤情况，无损伤者采用仰头提颏法或仰头抬颈法；有损伤者采用双手托颌法。

（三）人工呼吸

送气时捏紧患者鼻子，呼气时松开，送气时间为1秒，注意人工呼吸的潮气量为500~600 mL。

三、操作中的注意事项

1.胸外按压的注意事项。

（1）胸外按压时，不可压于剑突处，以免导致肝脏破裂；不宜对胃部施以持续性的压力，以免造成呕吐；不可压于肋骨上，以免造成肋骨骨折；按压时用力需平稳、规则、不中断，压迫与松弛时间各半，不宜猛然加压或冲击性按压。

（2）心肺复苏术开始后不可中断10秒以上，因为每一次的压缩只有正常心搏量的$1/3 \sim 1/4$。

2.人工呼吸的注意事项。

（1）送气时捏住患者鼻子，呼气时松开，送气时间为1秒，见明显的胸廓隆起即可。

（2）人工呼吸时，送气量不宜过大，以免引起患者胃部胀气。

3.瞳孔的观察。

（1）瞳孔形状、大小。正常的瞳孔为圆形，黑色透明，两侧等大等圆，直径为2~5 mm，边缘规则。

（2）瞳孔对光反应。护士一手大拇指和食指分开上下眼睑，另一手持手电筒，将手电的光由侧面移向瞳孔正中，直接照射瞳孔，正常人眼受到光线刺激后瞳孔立即缩小，移开光源后立即复原。同法观察对侧。

四、评分标准

单人徒手心肺复苏术评分标准，见表4-1-2。

表4-1-2　单人徒手心肺复苏术评分标准

项目名称	操作流程	技术要求	分值	扣分
基本要求 （3分）		行为举止，自我介绍，礼貌用语	1.5	
		结合案例现场评估（患者、环境、安全）	1.5	
单人心肺 复苏术操 作过程 （73分）	环境评估 （2分）	●确保现场对施救者和患者均是安全的	2	
	判断与呼救 （10分）	●检查患者有无反应	2	
		●检查是否无呼吸（终末叹气应当作无呼吸），并同时检查脉搏	2	
		●5~10秒完成	2	
		●确认患者意识丧失，立即呼叫，启动应急反应系统	2	
		●口述：取得AED及急救设备（或请旁人帮忙获得）	2	
	安置体位 （6分）	●确保患者仰卧在坚固的平坦表面上	2	
		●去枕，使患者头、颈、躯干在同一轴线上	2	
		●口述：患者双手放于两侧，身体无扭曲	2	
	心脏按压 （24分）	●在患者一侧，解开衣领、腰带，暴露患者胸腹部	2	
		●按压部位：患者胸部中央，胸骨下半部	3	
		●按压方法：手掌根部重叠，手指翘起，两臂伸直，使双肩位于双手的正上方。垂直向下用力快速按压	5	
		●按压深度：至少5 cm	4	
		●按压速率：100~120次/min	4	
		●胸廓回弹：每次按压后使胸廓充分回弹（按压时间：放松时间为1:1)	3	
		●尽量不要按压中断：中断时间控制在10秒内	3	
	开放气道 （4分）	●如有明确呼吸道分泌物，应当清理患者呼吸道，取下活动义齿	2	
		●仰头提颏法（怀疑患者头部或颈部损伤时使用推举下颌法），充分开放气道	2	

续表 4-1-2

项目名称	操作流程	技术要求	分值	扣分
单人心肺复苏术操作过程(73分)	人工呼吸(10分)	●立即给予人工呼吸2次	2	
		●送气时捏住患者鼻子，呼气时松开，送气时间为1秒，见明显的胸廓隆起即可	2	
		●施以人工呼吸时应产生明显的胸廓隆起，避免过度通气	2	
		●吹气同时，观察胸廓情况	2	
		●按压与人工呼吸之比：30：2，连续5个循环	2	
	判断复苏效果(14分)	●颈动脉恢复搏动	2	
		●自主呼吸恢复	2	
		●散大的瞳孔缩小，对光反射存在	2	
		●收缩压大于60 mmHg(体现测血压动作)	4	
		●面色、口唇、甲床和皮肤色泽转红	2	
		●昏迷变浅，出现反射、挣扎或躁动	2	
	整理记录(3分)	●整理用物，分类放置	1	
		●洗手	1	
		●记录	1	
综合评价(24分)	复苏评价(15分)	●正确完成5个循环复苏，人工呼吸与心脏按压指标显示有效(以打印单为准)	15	
	关键环节(9分)	●按时完成	2	
		●抢救及时，程序正确，操作规范，动作迅速	3	
		●注意保护患者安全和职业防护	4	
操作总分			100	

完成时间：5分钟。

（胡茜）

项目二 简易呼吸器的使用

学习目标

1.知识目标：掌握简易呼吸器的连接、检测及使用方法、注意事项。
2.能力目标：能正确使用简易呼吸器。
3.素质目标：培养生命第一、救死扶伤的急救意识，严谨细致的工作态度。

一、操作流程

(一) 用物准备

1.标准化患者(SP)。
2.简易呼吸器(简易呼吸球囊、面罩、连接管、储氧袋)。
3.治疗车、治疗盘、纱布、吸氧装置、血压计、听诊器、护理记录单笔。
4.速干手消毒剂、垃圾桶、黄色垃圾袋、黑色垃圾袋。

(二) 操作实施前一分钟准备

携用物至合适位置(口述：老师们好，我准备一下。)→查看床头/尾卡→检查SP(位置、衣服)→枕头→手腕带→检查中心管道供氧设备→床头栏板→床头柜→查看时间。

(三) 操作实施

简易呼吸器的使用操作流程，见表4-2-1。

表4-2-1　简易呼吸器的使用操作流程

操作流程	技术要求	解释说明(含动作、语言)
		操作者报告抽签号码,操作计时开始
评估	● 评估环境 ● 评估简易呼吸器	● **评估环境** (口述:环境宽敞、明亮、无明火、无易燃易爆物品,符合安全用氧要求。)→屏风或隔帘遮挡(口述:拉窗帘保护患者隐私。) ● **评估简易呼吸器** 检查面罩(口述:面罩清洁、干燥,无破损,弹性好,充盈适当,大小合适。)→挤压球囊(观察自主回弹)→一手堵住出气口,另一手挤压球囊(球体不易被压下,说明球囊无漏气)→将出气口用手堵住,关闭压力安全阀,挤压球体时(观察球体不易被压下)→打开压力安全阀,挤压球体(观察有气体自压力安全阀溢出,说明进气阀、压力安全阀、球体功能良好)→检查储氧袋→链接氧气紧密(口述:简易呼吸器连接紧密,性能完好。)
准备	● 洗手,戴口罩 ● 用物准备	● **洗手,戴口罩** 查看速干手消毒剂(口述:速干手消毒剂在有效期内。)→取速干手消毒剂→洗手→戴口罩 ● **用物准备** 检查所有物品(口述:用物准备齐全。)
核对与判断	● 携用物至床旁,核对 ● 评估患者神志 ● 确认患者无呼吸或无正常呼吸 ● 触摸颈动脉,可扪及搏动(5~10秒完成) ● 呼救、看抢救时间 ● 拉上隔帘,移开床旁桌	● **携用物至床旁,核对** 携用物至床旁→核对床头/尾卡(口述:××床,××。××,您今天感觉怎么样了?) ● **评估患者神志** 评估患者神志(口述:患者神志不清。) ● **确认患者无呼吸或无正常呼吸** ● **触摸颈动脉,可扪及搏动(5~10秒完成)** 触摸颈动脉(摸到喉结再向近侧旁开两指)→同时贴近口鼻判断呼吸5~10秒(口述:1001、1002、1003、1004、1005、1006,无自主呼吸、可扪及动脉搏动。) ● **呼救、看抢救时间** 取呼叫器→呼救(口述:××床××,没有呼吸,启动应急反应系统,取得AED及急救设备。)→看抢救时间(口述:时间××。) ● **拉上隔帘,移开床旁桌** 拉上床帘或屏风遮挡→移开床旁桌

续表 4-2-1

操作流程	技术要求	解释说明(含动作、语言)
安置体位	●去枕平卧 ●暴露胸廓,放松腰带	●去枕平卧 去枕(放于床旁桌)→摆放体位于一条轴线(口述:头、颈、躯干在同一轴线上,双手放于两侧,身体无扭曲。) ●暴露胸廓,放松腰带 解开衣服(完全暴露胸腹部)→放松裤腰带
连接氧气	●安装吸氧装置 ●调节氧流量 ●将简易呼吸器连接氧气,确定给氧道通畅	●安装吸氧装置 取吸氧装置→插入供氧口→检查吸氧装置→连接连接管 ●调节氧流量 ●将简易呼吸器连接氧气,确定给氧道通畅 调节氧流量(口述:氧流量为 10~12 L/min。)→取简易呼吸器→连接氧气→确定给氧道通畅
开放气道	●取下床头栏板 ●操作者站在患者头侧 ●检查口腔,头偏一侧,清除口鼻分泌物,取出活动义齿(舌根后坠者,先放置口咽通气管) ●开放气道(用仰头举颏法或双手托下颌法) ●再次确认患者无呼吸或无正常呼吸	●取下床头栏板 取下床头栏板 ●操作者站在患者头侧 操作者站于患者头侧 ●检查口腔,头偏一侧,清除口鼻分泌物,取出活动义齿(舌根后坠者,先放置口咽通气管) 检查颈部有无损伤(口述:颈部无损伤。)→检查口腔→偏头(口述:头偏一侧。)→取弯盘、纱布/人工呼吸膜→清除口腔、鼻腔分泌物(口述:取出活动义齿或无义齿。)→纱布/人工呼吸膜弃于医疗垃圾桶→弯盘置于治疗车下层 ●开放气道(用仰头举颏法或双手托下颌法) 取简易呼吸器→摆正头→开放气道(口述:患者头后仰,下颌角与耳连线垂直于地面。) ●再次确认患者无呼吸或无正常呼吸 再次确认患者呼吸状态(口述:再次确认患者无自主呼吸。)
辅助通气	●"EC"手法扣紧面罩,下颌上提法打开气道 ●挤压简易球囊,方法正确(潮气量 400~600 mL/次,挤压频率 10~12 次/分,每次吹气时间持续 1 秒) ●观察患者胸廓起伏情况	●"EC"手法扣紧面罩,下颌上提法打开气道 一手中指、无名指、小指呈"E"托住下颌(维持气道开放状态)→一手持简易呼吸器紧扣口、鼻部,另一手大拇指和食指充分张开呈"C"形扣住面罩 ●挤压简易球囊,方法正确(潮气量 400~600 mL/次,挤压频率 10~12 次/min,每次吹气时间持续 1 秒) 挤压呼吸囊 1/2 或 2/3 送气(送气≥1 秒/次,潮气量 400~600 mL/次,挤压频率 10~12 次/min) ●观察患者胸廓起伏情况 送气同时观察胸廓起伏(口述:胸廓起伏明显。)→放松呼吸囊→挤压呼吸囊同时观察胸廓起伏(口述:胸廓起伏明显。)→放松呼吸囊

续表 4-2-1

操作流程	技术要求	解释说明(含动作、语言)
判断与吸氧	• 判断呼吸 • 遵医嘱吸氧 • 观察生命体征及神志变化	● **判断呼吸** 判断呼吸 5~10 秒(口述:自主呼吸恢复。) ● **遵医嘱吸氧** 遵医嘱吸氧(根据病情调节氧流量) ● **观察生命体征及神志变化** 检查呼吸、血氧饱和度(口述:××次/min,血氧饱和度××%。)→测量血压(口述:血压××/×× mmHg。)→与患者沟通(口述:××,能听到我说话吗? 患者神志清楚。)
整理记录	• 协助患者取舒适体位 • 整理用物,分类放置 • 洗手,摘口罩,健康宣教 • 记录	● **协助患者取舒适体位** 根据病情取合适体位→拉起双侧床栏 ● **整理用物,分类放置** 整理用物(口述:用物按规定处置,垃圾分类处理。) ● **洗手,摘口罩,健康宣教** 检查速干手消毒剂(口述:速干手消毒剂在有效期内。)→取速干手消毒剂→洗手→取下口罩→健康宣教 ● **记录** 记录(患者病情变化和抢救情况)(口述:做好记录。)→举手(口述:操作完毕,谢谢老师。)→鞠躬→推车离场

报告操作完毕,操作计时结束

二、操作中的重点、难点

(一)检查

简易呼吸器各配件检查及连接。

(二)开放气道通气

使用仰头举颏法或双手托下颌法开放气道,"EC"手法扣紧面罩,下颌上提法开放气道,简易呼吸球囊的挤压。

(三)挤压球囊

挤压简易呼吸囊的 1/2 或 2/3,潮气量为 400~600 mL/次,自主呼吸恢复的判断。

三、操作中的注意事项

1. 简易呼吸器使用后的处理流程：使用后的简易呼吸球囊、面罩装入黄色垃圾袋，送供应室清洗消毒，储氧袋、连接管用75%乙醇擦拭3遍后，晾干备用；如遇特殊感染者，应使用一次性器具或用环氧乙烷消毒。简易呼吸器应定时检查、测试、维修和保养，使其处于完好备用状态。

2. 简易呼吸器在无氧源环境下的使用：如在野外无氧源时，取下储氧袋及连接管，直接用简易呼吸球囊辅助通气。

3. 使用简易呼吸器抢救无效，应立即进行气管插管。若已经行气管插管，辅助通气时则不需停止胸外心脏按压。

4. 呼吸、心搏骤停者，按心肺复苏术操作流程进行抢救。行心肺复苏术时，注意与胸外心脏按压相配合，使按压与通气比例为30∶2。

四、评分标准

简易呼吸器的使用评分标准，见表4-2-2。

表4-2-2　简易呼吸器的使用评分标准

项目名称	操作流程	技术要求	分值	扣分
基本要求 （3分）		行为举止，自我介绍，礼貌用语	1.5	
		结合案例现场评估（患者、环境、安全）	1.5	
简易呼吸器 的使用 操作过程 （79分）	评估 （6分）	● 评估环境	2	
		● 评估简易呼吸器	4	
	准备 （4分）	● 洗手，戴口罩	2	
		● 用物准备	2	
	核对与 判断 （10分）	● 携用物至床旁，核对	1	
		● 评估患者神志	2	
		● 确认患者无呼吸或无正常呼吸	2	
		● 触摸颈动脉，可扪及搏动（5～10秒完成）	2	
		● 呼救、看抢救时间	2	
		● 拉上隔帘，移开床旁桌	1	
	安置体位 （4分）	● 去枕平卧	2	
		● 暴露胸廓，放松腰带	2	
	连接氧气 （6分）	● 安装吸氧装置	2	
		● 调节氧流量	2	
		● 将简易呼吸器连接氧气，确保给氧道通畅	2	

续表 4-2-2

项目名称	操作流程	技术要求	分值	扣分
简易呼吸器的使用操作过程（79分）	开放气道（14分）	● 取下床头栏板	1	
		● 操作者站在患者头侧	1	
		● 检查口腔，头偏一侧，清除口鼻分泌物，取出活动义齿（舌根后坠者，先放置口咽通气管）	5	
		● 开放气道（用仰头举颏法或双手托下颌法）	4	
		● 再次确认患者无呼吸或无正常呼吸	3	
	辅助通气（12分）	● "EC"手法扣紧面罩，下颌上提法打开气道	5	
		● 挤压简易球囊，方法正确（潮气量 400~600 mL/次，挤压频率 10~12 次/min，每次吹气时间持续 1 秒）	5	
		● 观察患者胸廓起伏情况	2	
	判断与吸氧（13分）	● 判断呼吸	6	
		● 遵医嘱吸氧	2	
		● 观察生命体征及神志变化	5	
	整理记录（10分）	● 协助患者取舒适体位	2	
		● 整理用物，分类放置	2	
		● 洗手，摘口罩，健康宣教	4	
		● 记录	2	
综合评价（18分）	关键环节（15分）	● 按时完成	5	
		● 抢救及时，程序正确，操作规范，动作迅速	5	
		● 注意保护患者安全和职业防护	5	
	护患沟通（3分）	● 沟通有效、充分体现人文关怀	3	
操作总分			100	

完成时间：6分钟。

（胡茜）

项目三 双人心肺复苏术

学习目标

1. 知识目标：掌握心肺复苏术操作重点难点、注意事项、简易呼吸器的使用。
2. 能力目标：能正确使用简易呼吸器完成双人心肺复苏术。
3. 素质目标：培养生命第一、救死扶伤的急救意识，严谨抢救、分工协作的工作态度。

一、操作流程

(一) 用物准备

1. 标准化患者(SP)：心肺复苏模拟人。
2. 诊察床(硬板床)、脚踏垫。
3. 治疗车、治疗盘、简易呼吸器(简易呼吸球囊、面罩、连接管、储氧袋)、纱布、吸氧装置、血压计、听诊器、手电筒、弯盘、抢救记录卡(单)、笔。必要时备压舌板和开口器。
4. 速干手消毒剂、垃圾桶、黄色垃圾袋、黑色垃圾袋。

(二) 操作实施前一分钟准备

携用物至合适位置(口述：老师们好，我准备一下。)→查看床头/尾卡→检查心肺复苏模拟人摆放位置→枕头→衣服(试拉链)→裤子→手腕带(查看患者信息)→脚踏板(选择高矮合适的脚踏板)→查看时间。

(三) 操作实施

双人心肺复苏术操作流程，见表4-3-1。

表 4-3-1 双人心肺复苏术操作流程

操作流程	技术要求	解释说明(含动作、语言)
		操作者报告抽签号码,操作计时开始
环境评估	●确保现场对施救者和患者均是安全的	●确保现场对施救者和患者均是安全的 双人同时环看现场四周 护士1:(口述:巡视病房,现场环境安全。) 护士2:(口述:常规检查急救物品。)→检查急救物品(口述:吸氧装置完好、简易呼吸器完好。)
判断与呼救	●检查患者有无反应 ●检查是否无呼吸(终末叹气应视为无呼吸),并同时检查脉搏 ●5~10秒完成 ●确认患者意识丧失,立即呼叫,启动应急反应系统 ●口述:取得AED及急救设备(或请旁人帮忙获得)	●检查患者有无反应 护士1:查看床头/尾卡(口述:××床,××。)→走至床头(口述:××,您今天感觉怎么样了?)→轻拍(双肩)重呼(双耳旁)(口述:××,您怎么了?能听到我说话吗?无意识。) ●检查是否无呼吸(终末叹气应视为无呼吸),并同时检查脉搏 ●5~10秒完成 触摸颈动脉(摸到喉结再向近侧旁开两指)→同时贴近口鼻判断呼吸5~10秒(口述:1001、1002、1003、1004、1005、1006,无自主呼吸、颈动脉无搏动。) ●确认患者意识丧失,立即呼叫,启动应急反应系统 ●口述:取得AED及急救设备(或请旁人帮忙获得) 护士1:→取呼叫器呼救(口述:××床,××,没有呼吸心跳,启动应急反应系统,取得AED及急救设备。) 护士2:(口述:收到。) 护士1:放呼叫器的同时查看时间并报抢救时间(口述:时间××。家属请回避,拉好床帘。)
安置体位	●确保患者仰卧在坚固的平坦表面上 ●去枕,头、颈、躯干在同一轴线上 ●口述:双手放于两侧,身体无扭曲	●确保患者仰卧在坚固的平坦表面上 护士1:双手检查床板(口述:仰卧坚固、平坦硬板床。) 护士2:携用物至床旁 ●去枕,头、颈、躯干在同一轴线上 护士1:→去枕(放于床旁桌或床尾)→摆放体位于一条轴线(口述:头、颈、躯干在同一轴线上。) ●口述:双手放于两侧,身体无扭曲 (口述:双手放于两侧,身体无扭曲。)

续表 4-3-1

操作流程	技术要求	解释说明（含动作、语言）
心脏按压	● 在患者一侧，解开衣领、腰带，暴露患者胸腹部 ● 按压部位：患者胸部中央，胸骨下半部 ● 按压方法：手掌根部重叠，手指翘起，两臂伸直，使双肩位于双手的正上方。垂直向下用力快速按压 ● 按压深度：至少 5 cm ● 按压速率：100 ～ 120 次/分 ● 胸廓回弹：每次按压后使胸廓充分回弹（按压时间：放松时间为 1∶1） ● 尽量不要按压中断：中断时间控制在 10 秒内	● 在患者一侧，解开衣领、腰带，暴露患者胸腹部 ● 按压部位：患者胸部中央，胸骨下半部 护士1：→站于患者右侧→解开衣服（完全暴露胸腹部）→解开腰带→取出脚踏板（口述：按压胸部中央，胸骨下半部。） ● 按压方法：手掌根部重叠，手指翘起，两臂伸直，使双肩位于双手的正上方。垂直向下用力快速按压 ● 按压深度：至少 5 cm ● 按压速率：100～120 次/min 护士1：定位（两乳头连线的终点）→左手掌根部置于定位点→右手掌根与左手掌根重叠→手指翘起（不接触胸壁皮肤）→两臂伸直→双肩位于双手的正上方（口述：按压深度至少 5 cm，频率 100～120 次/min。） 快速按压（垂直向下用力）（口述：一循环 01、02、03、04……27、28、29、30。） 护士2：→取吸氧装置→插入供氧口→调节氧流量（调节氧流量 10～12 L/min）→取简易呼吸器→连接氧管→确定给氧道通畅→备用 ● 胸廓回弹：每次按压后使胸廓充分回弹（按压时间：放松时间为 1∶1） ● 尽量不要按压中断：中断时间控制在 10 秒内
开放气道	● 如有明确呼吸道分泌物，应当清理患者呼吸道，取下活动义齿 ● 采用"EC"手法充分开放气道	● 如有明确呼吸道分泌物，应当清理患者呼吸道，取下活动义齿 ● 采用"EC"手法充分开放气道 护士2：检查颈部有无损伤（口述：颈部无损伤。）→检查口腔→偏头（口述：头偏一侧。） 护士1：取弯盘、纱布/人工呼吸膜→清除口腔、鼻腔分泌物（口述：清除口腔、鼻腔分泌物，取出活动义齿或无义齿。）→纱布/人工呼吸膜弃于医疗垃圾桶→弯盘置于治疗车下层→摆正头 护士2：取简易呼吸器走至患者头部→一手中指、无名指、小指呈"E"托起下颌开放气道（患者头后仰，下颌角与耳连线垂直于地面）→一手持简易呼吸器紧扣口、鼻部，另一手大拇指和食指充分张开呈"C"形扣住面罩

续表 4-3-1

操作流程	技术要求	解释说明(含动作、语言)
通气	●立即送气 2 次,送气时间为 1 秒,无漏气、见明显的胸廓隆起即可 ●施以辅助通气时应产生明显的胸廓隆起,潮气量 400~600 mL/次,避免过度通气 ●送气同时,观察胸廓情况 ●按压与通气之比:30:2,连续 5 个循环	●立即送气 2 次,送气时间为 1 秒,无漏气、见明显的胸廓隆起即可 ●施以辅助通气时应产生明显的胸廓隆起,潮气量 400~600 mL/次,避免过度通气 ●送气同时,观察胸廓情况 护士 2:一手固定下颌(维持气道开放状态)→另一手挤压呼吸囊 1/2 或 2/3 送气(送气≥1 秒/次,潮气量 400~600 mL/次,挤压频率 10~12 次/min)→送气同时观察胸廓起伏(口述:胸廓起伏明显。)→放松呼吸囊→挤压呼吸囊→同时观察胸廓起伏(口述:胸廓起伏明显。)→放松呼吸囊 护士 1:按压(口述:二循环 01、02、03、04……27、28、29、30。) ●按压与通气之比:30:2,连续 5 个循环 三循环……四循环……五循环……同上
判断复苏效果	●颈动脉恢复搏动 ●自主呼吸恢复 ●散大的瞳孔缩小,对光反射存在 ●收缩压大于 60 mmHg(体现测血压动作) ●面色、口唇、甲床和皮肤色泽转红 ●昏迷变浅,出现反射、挣扎或躁动	●颈动脉恢复搏动 ●自主呼吸恢复 ●散大的瞳孔缩小,对光反射存在 ●收缩压大于 60 mmHg(体现测血压动作) ●面色、口唇、甲床和皮肤色泽转红 ●昏迷变浅,出现反射、挣扎或躁动 护士 1:触摸颈动脉→同时判断呼吸 5~10 秒(口述:颈动脉出现搏动,自主呼吸恢复。)→取手电筒→检查瞳孔(口述:散大的瞳孔缩小,对光反射存在。)→手电筒放于治疗车下层→收回脚踏板→取血压、听诊器→绑袖带(口述:肘上两横指,松紧一指。)→测量血压(口述:血压××/×× mmHg,收缩压大于 60 mmHg。)→血压计、听诊器放于治疗车下层→检查面色、口唇、甲床和皮肤色泽(口述:面色、口唇、甲床和皮肤色泽转红。)→系好裤带、衣服→轻拍患者肩部(口述:××,能听到我说话吗?)→用大拇指指腹按压眼眶(口述:昏迷变浅,出现反射、挣扎或躁动。)→查看时间并报告抢救结束时间→根据病情摆放合适体位 护士 2:简易呼吸器放于治疗车下层→连接吸氧装置(口述:周围无明火、无易燃易爆物品。)→吸氧(口述:遵医嘱吸氧。)→协助护士 1 判断复苏效果

续表 4-3-1

操作流程	技术要求	解释说明(含动作、语言)
整理记录	● 整理用物,分类放置 ● 洗手 ● 记录	● **整理用物,分类放置** 护士1、2:查看腕带(口述:××床,××。)→拉起床栏→整理用物(口述:用物按规定处置,垃圾分类处理。) ● **洗手** 护士1、2:查看速干手消毒剂(口述:速干手消毒剂在有效期内。)→取速干手消毒剂→洗手(护士1口述:患者复苏有效,严密观察意识,瞳孔,尿量,生命体征,并遵医嘱给予高级生命支持。) ● **记录** 护士1、2:→记录(患者病情变化和抢救情况)(口述:做好记录。)→举手(口述:操作完毕,谢谢老师。)→鞠躬→推车离场

报告操作完毕,操作计时结束

二、操作中的重点、难点

(一)胸外按压

1.按压部位:患者胸部中央,胸骨下半部。

2.按压方法:手掌根部重叠,手指翘起,两臂伸直,使双肩位于双手的正上方,按压时肩、肘、腕在一条直线上。

3.按压深度:成人至少5 cm,儿童5 cm,婴幼儿4 cm。

4.按压速率:100~120 次/min。

5.胸廓回弹:每次按压后使胸廓充分回弹(按压时间:放松时间为1:1)。

(二)开放气道

1.清理患者呼吸道,如有活动义齿,取下活动义齿。

2.使用仰头举颏法或双手托下颌法开放气道,"EC"手法扣紧面罩,下颌上提法开放气道,简易呼吸球囊的挤压。

(三)人工呼吸

送气面罩扣紧患者鼻子,挤压简易呼吸球体的1/2 或2/3,送气≥1 秒/次,注意人工呼吸的潮气量。

三、操作中的注意事项

1. 胸外按压的注意事项。

(1)胸外按压时,不可压于剑突处,以免导致肝脏破裂;不宜对胃部施以持续性的压力,以免造成呕吐;不可压于肋骨上,以免造成肋骨骨折;按压时用力需平稳、规则、不中断,压迫与松弛时间各半,不宜猛然加压或冲击性按压。

(2)心肺复苏术开始后不可中断 10 秒以上,因为每一次的压缩只有正常心搏量的 1/3~1/4。

2. 通气的注意事项。

(1)送气时挤压频率 10~12 次/min,送气≥1 秒/次,观察胸廓情况,见明显的胸廓隆起即可。

(2)送气呼吸时,送气量不宜过大,潮气量为 400~600 mL/次,以免引起患者胃部胀气。

四、评分标准

双人心肺复苏术评分标准,见表 4-3-2。

表 4-3-2　双人心肺复苏术评分标准

项目名称	操作流程	技术要求	分值	扣分
基本要求 (3分)		行为举止,自我介绍,礼貌用语	1.5	
		结合案例现场评估(患者、环境、安全)	1.5	
双人心肺复苏术操作过程 (73分)	环境评估 (2分)	●确保现场对施救者和患者均是安全的	2	
	判断与呼救 (10分)	●检查患者有无反应	2	
		●检查是否无呼吸(终末叹气应视为无呼吸),并同时检查脉搏	2	
		●5~10秒完成	2	
		●确认患者意识丧失,立即呼叫,启动应急反应系统	2	
		●口述:取得 AED 及急救设备(或请旁人帮忙获得)	2	
	安置体位 (6分)	●确保患者仰卧在坚固的平坦表面上	2	
		●去枕,头、颈、躯干在同一轴线上	2	
		●口述:双手放于两侧,身体无扭曲	2	

续表 4-3-2

项目名称	操作流程	技术要求	分值	扣分
双人心肺复苏术操作过程（73 分）	心脏按压（24 分）	• 在患者一侧，解开衣领、腰带，暴露患者胸腹部	2	
		• 按压部位：患者胸部中央，胸骨下半部	3	
		• 按压方法：手掌根部重叠，手指翘起，两臂伸直，使双肩位于双手的正上方。垂直向下用力快速按压	5	
		• 按压深度：至少 5 cm	4	
		• 按压速率：100~120 次/min	4	
		• 胸廓回弹：每次按压后使胸廓充分回弹（按压时间：放松时间为 1∶1）	3	
		• 尽量不要按压中断：中断时间控制在 10 秒内	3	
	开放气道（4 分）	• 如有明确呼吸道分泌物，应当清理患者呼吸道，取下活动义齿	2	
		• 采用"EC"手法充分开放气道	2	
	通气（10 分）	• 立即送气 2 次，送气时间为 1 秒，无漏气、见明显的胸廓隆起即可	2	
		• 施以辅助通气时应产生明显的胸廓隆起，潮气量 400~600 mL/次，避免过度通气	4	
		• 送气同时，观察胸廓情况	2	
		• 按压与通气之比：30∶2，连续 5 个循环	2	
	判断复苏效果（14 分）	• 颈动脉恢复搏动	2	
		• 自主呼吸恢复	2	
		• 散大的瞳孔缩小，对光反射存在	2	
		• 收缩压大于 60 mmHg（体现测血压动作）	4	
		• 面色、口唇、甲床和皮肤色泽转红	2	
		• 昏迷变浅，出现反射、挣扎或躁动	2	
	整理记录（3 分）	• 整理用物，分类放置	1	
		• 洗手	1	
		• 记录	1	

续表 4-3-2

项目名称	操作流程	技术要求	分值	扣分
综合评价 （24分）	复苏评价 （15分）	● 正确完成5个循环复苏，人工呼吸与心脏按压指标显示有效（以打印单为准）	15	
	关键环节 （9分）	● 按时完成 ● 抢救及时，程序正确，操作规范，动作迅速 ● 注意保护患者安全和职业防护	2 3 4	
操作总分			100	

完成时间：5分钟。

（胡茜）

项目四　氧气筒给氧法

学习目标

1. 知识目标：掌握氧气筒给氧法目的、操作重难点、注意事项。
2. 能力目标：能独立完成氧气筒给氧及氧流量调节正确。
3. 素质目标：培养严谨细致的工作作风，快速、及时抢救患者的急救意识。

一、操作流程

(一) 用物准备

1. 标准化患者(SP)。
2. 氧气筒("五防"标识、防尘罩)、治疗车、治疗盘(2个)。
3. 给氧用物：氧气表装置、湿化瓶(内盛总刻度 1/3~1/2 的蒸馏水或冷开水)、无菌换药碗(内盛通气管、无菌纱布4块)、一次性双腔鼻导管、小药杯(内盛冷开水)、弯盘、棉签、剪刀、扳手。
4. 停氧用物：无菌换药碗(无菌纱布2块)、扳手、防尘罩。
5. 其他：医嘱单、吸氧单、笔、速干手消毒剂、垃圾桶、黄色垃圾袋、黑色垃圾袋。

(二) 操作实施前一分钟准备

携用物至合适位置(口述：老师们好，我准备一下。)→查看床头/尾卡→检查 SP 位置→手腕带→拉起两侧床栏→检查氧气筒→查看时间。

(三) 操作实施

氧气筒给氧法操作流程，见表 4-4-1。

表4-4-1 氧气筒给氧法操作流程

操作流程	技术要求	解释说明(含动作、语言)
		操作者报告抽签号码，操作计时开始
评估解释	● 核对患者信息(床号、姓名、住院号) ● 评估患者缺氧程度 ● 解释吸氧目的并取得合作 ● 洗手、戴口罩	● **核对患者信息(床号、姓名、住院号)** 查看医嘱单(口述：查看病例，核对医嘱。××，女/男，××岁，疾病名称。)→携吸氧单核对床头/尾卡(口述：××床，××，住院号××。)→放下操作侧床栏(口述：××，您好！请告诉我您的床号、姓名。××床，××，是吧？我看一下您的腕带。)→查看手腕带(口述：××床，××，住院号××。)→将患者手放平、盖好 ● **评估患者缺氧程度** (口述：××，您感觉呼吸不畅、难受是吗？您不要紧张，我先给您检查一下。)→检查患者额头温度(用手背)→查看面色、口唇、耳垂颜色→揭开被头查看患者胸部(三凹征)→盖好盖被(口述：您这样躺着舒服吗？请您掌心向下，我给您数一下脉搏。)→数呼吸(保持数脉姿势)(口述：经过检查，您没有发热，您的面色、口唇发绀，呼吸快，这是缺氧的表现。) ● **解释吸氧目的并取得合作** (口述：××，医生根据您的病情开了吸氧，是给您缓解缺氧症状的，吸氧后您会舒服一些，一会我遵医嘱给您吸氧，请您配合我，好吗？)→拉起操作侧床栏(口述：您稍等，我准备一下用物。)→环看四周环境(口述：环境安静、整洁，光线充足，温度适宜。)→检查氧气筒(口述：氧气筒内有氧，挂有"五防"标识，病房内无明火、无易燃易爆物品。) ● **洗手、戴口罩** 检查速干手消毒剂(口述：速干手消毒剂在有效期内。)→洗手→戴口罩
用物准备	● 检查一次性物品 ● 检查氧气表并将扳手卡口与氧气表螺帽宽度匹配	● **检查一次性物品** 检查一次性物品(口述：一次性双腔鼻导管、棉签包装完好、无漏气，在有效期内。) ● **检查氧气表并将扳手卡口与氧气表螺帽宽度匹配** 检查氧气表装置(口述：氧气表装置完好。)→关闭氧气表开关→取扳手调节卡口与氧气压力表螺帽宽度匹配→将氧气压力表及氧气表、扳手放回治疗盘

续表 4-4-1

操作流程	技术要求	解释说明(含动作、语言)
核对解释	● 核对患者信息(床号、姓名、住院号) ● 解释并取得合作	● **核对患者信息(床号、姓名、住院号)** 推治疗车至床尾→拿吸氧单核对床头/尾卡(口述:××床,××,住院号××。)→吸氧单放回治疗车上→再将治疗车推至合适位置→拿吸氧单→放下操作侧床栏(口述:您好,请您告诉我您的床号、姓名。××床,××,是吧? 我看一下您的腕带。)→持吸氧单查看腕带(口述:××床,××,住院号××。)→将患者手放平、盖好 ● **解释并取得合作** (口述:××,我来给您吸氧了,吸上氧之后呼吸会顺畅一些。请您配合我,好吗?)
安装氧气表	● 吹尘 ● 安装氧气表 ● 接通气管 ● 接湿化瓶 ● 检查氧气表装置	● **吹尘** 吸氧单放回治疗车→取下氧气筒上的防尘罩放于治疗车上→取氧气表在左手→面对患者沟通(口述:我要打开氧气筒开关吹尘,声音会有点大,请您不要紧张。)→转身面对氧气筒→右手打开总开关(氧气筒开关)迅速吹尘→关总开关 ● **安装氧气表** 左手持氧气表(手不松开,氧气表稍向外倾斜)与氧气筒气门连接→右手初步旋紧螺帽→取扳手拧紧螺帽连接好氧气表(氧气表与地面垂直)→扳手放回治疗车上 ● **接通气管** 揭去治疗碗上的纱布弃于生活垃圾桶→用纱布包裹通气管与流量表连接→包裹的纱布弃于生活垃圾桶 ● **接湿化瓶** 揭去湿化瓶上的纱布弃于生活垃圾桶→湿化瓶与流量表连接 ● **检查氧气表装置** 关小开关(流量调节开关)→开总开关(检查氧气表装置有无漏气)→开小开关(检查氧气表装置是否通畅)→关小开关
清洁鼻腔	● 清洁鼻腔	● **清洁鼻腔** 检查棉签→取棉签2根蘸水(小药杯中的冷开水)→分别清洁两侧鼻腔(口述:××,我给您清洁、湿润一下鼻腔。)
连接管道	● 连接管道	● **连接管道** 检查一次性双腔鼻导管→打开包装开口处→将鼻导管连接端与氧气表的氧气出口连接→去除外包装弃于生活垃圾桶

续表 4-4-1

操作流程	技术要求	解释说明(含动作、语言)
调氧流量	● 调氧流量 ● 湿润鼻导管并检查是否通畅	● **调氧流量** 开小开关调节流量(双眼平视)(口述:遵医嘱调节氧流量每分钟××升。) ● **湿润鼻导管并检查通畅** 湿润鼻导管插入端(小药杯中)并检查是否通畅
插鼻导管	● 插鼻导管 ● 固定鼻导管	● **插鼻导管** (口述:××,我来给您插鼻导管。)→将鼻导管插入患者鼻孔(挡板朝上。) ● **固定鼻导管** 将鼻导管固定在患者颈前或头顶部→调节松紧度(1~2指为宜)(口述:这个松紧度合适吗?)
整理记录	● 安置患者于安全舒适体位,放呼叫器于易取处,整理床单位及用物 ● 宣教告知 ● 洗手,记录	● **安置患者于安全舒适体位,放呼叫器于易取处,整理床单位及用物** 整理床单位(口述:您这样躺着舒服吗? 呼叫器给您放在枕旁,有需要您就按一下。我也会经常来看您的。)→拉起操作侧床栏→整理用物(小药杯放于车下层或中层)(口述:用物按规定处理,垃圾分类处置。) ● **宣教告知** (口述:因为氧气是易燃易爆的气体,请您和您家属及探视者不要在病房吸烟或使用明火;氧流量是根据您的病情调节的,请您不要自行调节;您吸氧期间如果有不舒服或其他需要,请您按呼叫器,我会立即来处理的。) ● **洗手,记录** 洗手(口述:××,谢谢您的配合,您好好休息。)→再次查看氧流量→记录(吸氧日期、时间、流量)→吸氧单挂于氧气筒上→走至床尾,面对评委(口述:在患者氧疗期间经常巡视病房,确保氧疗效果及安全用氧。遵医嘱停氧。)

续表 4-4-1

操作流程	技术要求	解释说明(含动作、语言)
停止吸氧	● 核对解释 ● 停氧 ● 卸表 ● 协助患者取安全舒适体位,询问需要 ● 整理用物,分类放置 ● 洗手,摘口罩,记录	**● 核对解释** 拿病例核对床头/尾卡、吸氧单(口述:您好,请告诉我您的床号、姓名。××床,××,是吧? 我看一下您的腕带。)→查看腕带(口述:××床,××,住院号××。)→将患者手放平、盖好 **● 停氧** (口述:××,经过氧疗是不是舒服了? 我再给您检查一下。)→查看面色及口唇、耳垂颜色→揭开盖被查看患者胸部(三四征)→盖好盖被(口述:您这样躺着舒服吗? 请您掌心向下,我给您数一下脉搏。)→数呼吸(保持数脉姿势)(口述:××,您经过氧疗,发绀消退、面色转红、呼吸也平稳了,我现在遵医嘱来给您停氧。)→松开鼻导管→取纱布 2 块→左手用纱布包裹鼻导管拔管→右手用纱布擦净患者鼻部→2 块纱布污物端相对交于左手→右手关总开关→开小开关(放余氧)→将鼻导管与氧气表分离→鼻导管、污纱布一并弃于医疗垃圾桶→关小开关 **● 卸表** 卸湿化瓶→卸通气管→左手握表(手不松开)→右手取扳手拧松氧气表螺帽→扳手放回治疗车上→用右手完全旋松氧气表螺母→取下氧气表放于治疗盘内→氧气筒上盖防尘罩 **● 协助患者取安全舒适体位,询问需要** (口述:××,氧气已经停了,没有什么不舒服的吧?)→整理床单位(口述:您这样躺着舒服吗? 那您还有其他需要吗?)→拉起操作侧床栏 **● 整理用物,分类放置** 整理用物→治疗盘放于治疗车下层(口述:用物按规定处置,垃圾分类处理。) **● 洗手,摘口罩,记录** 洗手(口述:谢谢您的配合,祝您早日康复。)→取下口罩弃于医疗垃圾桶内→记录(停氧日期、时间、患者反应)→举手(口述:操作完毕。)→面对评委(口述:谢谢老师。)→鞠躬→推车离场
	报告操作完毕,操作计时结束	

二、操作中的重点、难点

(一)学会氧疗监护

1.缺氧症状临床表现：患者由烦躁不安变为安静、心率变慢、呼吸平稳、血压上升、皮肤红润、发绀消失，说明缺氧的症状得到改善。

2.缺氧程度判断及正确给氧流量(表4-4-2)。

表4-4-2　缺氧程度判断及正确给氧流量

缺氧程度	紫绀	呼吸困难	神志	血气分析			氧气流量/ $(L \cdot min^{-1})$
				PaO_2 /kPa	SaO_2 /%	$PaCO_2$ /kPa	
轻度	无/轻	不明显	清楚	>6.67	>80	>6.6	不吸氧/低浓度低流量吸氧2~4
中度	明显	明显	正常/烦躁	4~6.67	60~80	>9.3	需氧疗2~4
重度	显著	严重三四征	昏迷	<4	<60	>12	氧疗绝对适应证4~6

3.氧疗的不良反应：氧中毒、肺不张、呼吸抑制、晶状体后纤维组织增生、呼吸道分泌物干燥。在其氧疗过程中，一定要安全正确用氧并及时观察，避免不良反应的出现。

(二)防止氧气装置漏气的方法

上氧气表时，氧气表接口与氧气筒接口成一条直线，旋紧螺母时要对准螺纹并拧紧。

(三)检查氧气装置漏气和通畅的方法

1.检查氧气装置：上表后旋紧通气管、湿化瓶，关流量开关(小开关)，开总开关，检查有无漏气。

2.检查鼻导管：上完氧气表后，连接鼻导管并试通气，检查并湿润鼻导管。

(四)正确调节流量浮标的方法

1.球形浮标：调节氧流量时，球形浮标的中心对准刻度。

2.锥形浮标：调节氧流量时，锥形浮标的顶部对准刻度。

(五)中途调节氧流量的方法

中途改变流量时，先将流量表和鼻导管分离，调节好流量后再连接，以免大量氧气突然冲入呼吸道，损伤肺组织。

三、操作中的注意事项

1. 湿化瓶内常用湿化液为灭菌蒸馏水；当患者急性肺水肿时，用 20%～30% 乙醇湿化，降低肺泡泡沫的表面张力，使泡沫破裂消散，改善缺氧状况。

2. 严格遵守操作规程，注意用氧安全，切实做好"四防"工作：①防火，周围严禁烟火和易燃品，至少距火源 5 m；②防油，氧气表及螺旋口上勿涂油，避免引起燃烧；③防热，氧气筒应放阴凉处，距离暖气 1 m 以上；④防震，搬运时应避免倾倒、撞击，防止爆炸。

3. 为保证用氧安全，用氧前检查氧气装置是否通畅、漏气。在使用氧气时，应调节流量后使用。停用氧气时，应先拔出鼻导管，再关闭氧气开关。用氧过程中注意观察患者缺氧改善情况及用氧装置是否完好。

4. 氧气筒内氧气不可用完。当压力表指针降至 5 kg/cm，不可再用，以防灰尘、杂质进入氧气筒内，再次充气时引起爆炸。未用完的氧气筒应悬挂"满"或"可用""五防"标志；已用空的氧气筒应悬挂"空"或"不可用"的标志，并且分开存放，以便抢救患者时提高抢救速度。

5. 湿化瓶每天更换 1 次，一次性的湿化瓶一人一用。湿化液加 0.1% 的硫酸铜抑菌液，可每 3 天更换 1 次，减少湿化液带菌量，延长更换时间。一次性用物消毒后集中处理，湿化瓶等定期消毒更换，防止交叉感染。

6. 插管时动作要轻柔，插管固定时松紧适宜，注意人文关怀。

四、评分标准

氧气筒给氧法评分标准，见表 4-4-3。

表 4-4-3　氧气筒给氧法评分标准

项目名称	操作流程	技术要求	分值	扣分
基本要求 （3分）		行为举止，自我介绍，礼貌用语	1.5	
		结合案例现场评估（患者、环境、安全）	1.5	
氧气筒 给氧法 操作过程 （70分）	评估解释 （8分）	●核对患者信息（床号、姓名、住院号）	2	
		●解释吸氧目的并取得合作	2	
		●评估患者缺氧情况	2	
		●洗手、戴口罩	2	
	用物准备 （6分）	●检查一次性物品	3	
		●检查氧气表并将扳手卡口与氧气表螺帽宽度匹配	3	
	核对解释 （4分）	●核对患者信息（床号、姓名、住院号）	2	
		●解释并取得合作	2	

续表 4-4-3

项目名称	操作流程	技术要求	分值	扣分
氧气筒给氧法操作过程（70分）	安装氧气表（10分）	●吹尘	2	
		●安装氧气表	2	
		●接通气管	2	
		●接湿化瓶	2	
		●检查氧气表装置	2	
	清洁鼻腔（2分）	●清洁鼻腔	2	
	连接管道（2分）	●连接管道	2	
	调氧流量（8分）	●调氧流量	5	
		●湿润鼻导管并检查通畅	3	
	插鼻导管（6分）	●插鼻导管	3	
		●固定鼻导管	3	
	整理记录（9分）	●安置患者于安全舒适体位，放呼叫器于易取处，整理床单位及用物	3	
		●宣教告知	3	
		●洗手，记录	3	
	停止吸氧（15分）	●核对解释	2	
		●停氧	4	
		●卸表	3	
		●协助患者取安全舒适体位，询问需要	2	
		●整理用物，分类放置	2	
		●洗手，摘口罩，记录	2	
综合评价（27分）	人文关怀（10分）	●注意保护患者安全	3	
		●用氧安全	1.5	
		●沟通有效	2.5	
		●充分体现人文关怀	3	
	关键环节（17分）	●临床思维：根据案例，护理措施全面正确	3	
		●查对到位、安全意识强	6	
		●氧气装置无漏气	4	
		●操作正确，带氧插管，带氧拔管	4	
操作总分			100	

完成时间：6分钟。

（欧阳玉娟）

项目五　中心管道给氧法

✦ 学习目标

1. 知识目标：掌握中心管道给氧法目的、操作重点难点、注意事项。
2. 能力目标：能独立完成中心管道给氧及氧流量调节正确。
3. 素质目标：培养严谨细致的工作作风，快速、及时抢救患者的急救意识。

一、操作流程

(一) 用物准备

1. 标准化患者(SP)。
2. 中心管道供氧设备、治疗车、治疗盘。
3. 给氧用物：中心管道吸氧表、湿化瓶(内盛总刻度 1/3~1/2 的蒸馏水或冷开水)、无菌换药碗(内盛通气管、无菌纱布数块)、一次性双腔鼻导管、小药杯(内盛冷开水)、弯盘、棉签、剪刀、医嘱单、吸氧单、笔。
4. 速干手消毒剂、垃圾桶、黄色垃圾袋、黑色垃圾袋。

(二) 操作实施前一分钟准备

携用物至合适位置(口述：老师们好，我准备一下。)→查看床头/尾卡→检查 SP 位置→手腕带→检查中心管道供氧设备→拉起两侧床栏→查看时间。

(三) 操作实施

中心管道给氧法操作流程，见表 4-5-1。

表 4-5-1　中心管道给氧法操作流程

操作流程	技术要求	解释说明(含动作、语言)
		操作者报告抽签号码，操作计时开始
评估解释	●核对患者信息(床号、姓名、住院号) ●解释吸氧目的并取得合作 ●评估患者缺氧程度 ●洗手、戴口罩	●**核对患者信息(床号、姓名、住院号)** 查看医嘱单(口述：查看病例，核对医嘱。××，女/男，××岁，疾病名称。)→携吸氧卡核对床头/尾卡(口述：××床，××，住院号××。)→放下操作侧床栏(口述：××，您好！请告诉我您的床号、姓名。××床，××，是吧？我看一下您的腕带。)→查看对侧手腕带(口述：××床，××，住院号××。)→将患者手放平、盖好 ●**解释吸氧目的并取得合作** (口述：××，医生根据您的病情开了吸氧，是给您缓解缺氧症状的，吸氧后您会舒服一些，一会我遵医嘱给您吸氧，请您配合我，好吗？)→拉起操作侧床栏(口述：您稍等，我准备一下用物。)→环看四周环境(口述：环境安静、整洁，光线充足，温度适宜。)→检查中心管道供氧设备(口述：中心管道供氧设备性能完好，有"四防"标识，病房内无明火、无易燃易爆物品。) ●**评估患者缺氧程度** (口述：××，您感觉呼吸不畅、难受是吗？您不要紧张，我先给您检查一下。)→检查患者额头温度(用手背)→查看面色、口唇、耳垂颜色→揭开被头查看患者胸部(三四征)→盖好盖被(口述：您这样躺着舒服吗？请您掌心向下，我给您数一下脉搏。)→数呼吸(保持数脉姿势)(口述：经过检查您没有发热，您的面色、口唇发绀、呼吸快，这是缺氧的表现。) ●**洗手、戴口罩** 检查速干手消毒剂(口述：速干手消毒剂在有效期内。)→洗手→戴口罩
用物准备	●检查一次性物品 ●检查吸氧表	●**检查一次性物品** 检查一次性物品(口述：一次性双腔鼻导管、棉签包装完好、无漏气，在有效期内。) ●**检查吸氧表** 检查吸氧表(口述：吸氧表装置完好。)→关闭吸氧表开关

续表 4-5-1

操作流程	技术要求	解释说明(含动作、语言)
核对解释	●核对患者信息(床号、姓名、住院号) ●解释并取得合作	●**核对患者信息(床号、姓名、住院号)** 推治疗车至床尾→拿吸氧单核对床头/尾卡(口述:××床,××,住院号××。)→吸氧单放回治疗车上→再将治疗车推至合适位置→拿吸氧单→放下操作侧床栏(口述:您好,请您告诉我您的床号、姓名。××床,××,是吧?我看一下您的腕带。)→持吸氧单查看腕带(口述:××床,××,住院号××。)→将患者手放平、盖好 ●**解释并取得合作** (口述:××,我来给您吸氧了,吸上氧之后呼吸会顺畅一些。请您配合我,好吗?)
安装吸氧表	●打开中心管道防尘塞 ●安装中心管道吸氧表 ●检查中心管道吸氧表装置	●**打开中心管道防尘塞** 一手按压中心管道供氧设备圆环→另一手打开中心管道防尘塞(打开防尘塞时按压手不松,打开后再松开) ●**安装中心管道吸氧表** 取吸氧表→一手持吸氧表对准中心管道供氧设备的氧气出口→另一手按压中心管道供氧设备圆环(按压手不松)→装吸氧表(听到"咔"的一声)→放松按压中心管道供氧设备圆环的手→用手向外轻拉吸氧表(证实吸氧表安装牢固) ●**检查中心管道吸氧表装置** 打开吸氧表开关(检查吸氧表装置有无漏气、是否通畅)→关吸氧表开关
清洁鼻腔	●清洁鼻腔	●**清洁鼻腔** 检查棉签→取棉签2根蘸水(小药杯中的冷开水)→分别清洁两侧鼻腔(口述:××,给您清洁、湿润一下鼻腔。)
连接管道	●连接管道	●**连接管道** 检查一次性双腔鼻导管→打开包装开口处→将鼻导管连接端与氧气表的氧气出口连接→去除外包装弃于生活垃圾桶
调氧流量	●调氧流量 ●湿润鼻导管并检查是否通畅	●**调氧流量** 开吸氧表开关调节流量(双眼平视)(口述:遵医嘱调节氧流量每分钟××升。) ●**湿润鼻导管并检查是否通畅** 湿润鼻导管插入端(小药杯中)并检查是否通畅

续表 4-5-1

操作流程	技术要求	解释说明(含动作、语言)
插鼻导管	●插鼻导管 ●固定鼻导管	●**插鼻导管** (口述:××,我来给您插鼻导管。)→将鼻导管插入患者鼻孔(挡板朝上。) ●**固定鼻导管** 将鼻导管固定在患者颈前或头顶部→调节松紧度(1~2 指为宜)(口述:这个松紧度合适吗?)
整理记录	●安置患者于安全舒适体位,放呼叫器于易取处,整理床单位及用物 ●宣教告知 ●洗手,记录	●**安置患者于安全舒适体位,放呼叫器于易取处,整理床单位及用物** 整理床单位(口述:您这样躺着舒服吗? 呼叫器给您放在枕旁,有需要您就按一下。我也会经常来看您的。)→拉起操作侧床栏→整理用物(小药杯放于车下层或中层)(口述:用物按规定处理,垃圾分类处置。) ●**宣教告知** (口述:因为氧气是易燃易爆的气体,请您和您家属及探视者不要在病房吸烟或使用明火;氧流量是根据您的病情调节的,请您不要自行调节;在您吸氧期间如果有不舒服或其他需要,请您按呼叫器,我会立即来处理的。) ●**洗手,记录** 洗手(口述:××,谢谢您的配合,您好好休息。)→再次查看氧流量→记录(吸氧日期、时间、流量)→吸氧单挂于氧气筒上→走至床尾,面对评委(口述:在患者氧疗期间经常巡视病房,确保氧疗效果及安全用氧。遵医嘱停氧。)

续表 4-5-1

操作流程	技术要求	解释说明(含动作、语言)
停止吸氧	●核对解释 ●停氧 ●卸表 ●协助患者取安全舒适体位,询问需要 ●整理用物,分类放置 ●洗手,摘口罩,记录	●**核对解释** 拿病例核对床头/尾卡、吸氧单(口述:您好,请告诉我您的床号、姓名。××床,××,是吧?我看一下您的腕带。)→查看患者腕带(口述:××床,××,住院号××。)→将患者手放平、盖好 ●**停氧** (口述:××,经过氧疗是不是舒服了?我再给您检查一下。)→查看面色及口唇、耳垂颜色→揭开盖被查看患者胸部(三凹征)→盖好盖被(口述:您这样躺着舒服吗?请您掌心向下,我给您数一下脉搏)→数呼吸(保持数脉姿势)(口述:××,您经过氧疗,发绀消退、面色转红、呼吸也平稳了,我现在遵医嘱来给您停氧可以吗?)→松开鼻导管→取纱布2块→左手用纱布包裹鼻导管拔管→右手用纱布擦净患者鼻部→2块纱布污物端相对交于左手→将鼻导管与吸氧表分离→鼻导管、污纱布一并弃于医疗垃圾桶→关小开关 ●**卸表** 一手按压中心管道供氧设备圆环(按压手不松)→另一手卸吸氧表放于治疗盘内→盖上防尘塞 ●**协助患者取安全舒适体位,询问需要** (口述:××,氧气已经停了,没有什么不舒服的吧?)→整理床单位(口述:您这样躺着舒服吗?那您还有其他需要吗?)→拉起操作侧床栏 ●**整理用物,分类放置** 整理用物→治疗盘放于治疗车下层(口述:用物按规定处置,垃圾分类处理。) ●**洗手,摘口罩,记录** 洗手(口述:谢谢您的配合,祝您早日康复。)→取下口罩弃于医疗垃圾桶内→记录(停氧日期、时间、患者反应)→举手(口述:操作完毕。)→面对评委(口述:谢谢老师。)→鞠躬→推车离场
		报告操作完毕,操作计时结束

二、操作中的重点、难点

（一）防止中心管道吸氧表掉落的方法

手持中心管道吸氧表使其插口对准设备带上的氧气出口插口，用力推入，当听到"咔"的一声，再用手向外拉扯证实吸氧表安装牢固。

（二）检查吸氧表装置漏气和通畅的方法

1. 检查吸氧表装置：上完中心管道吸氧表装置，打开流量调节开关，检查有无漏气。
2. 检查鼻导管：上完中心管道吸氧表装置连接鼻导管并试通气，检查鼻导管。

三、操作中的注意事项

1. 做好防范：中心供氧时，患者应远离明火，避免周围环境过于燥热，以防氧气管周围物品在高温、高氧气环境下发生燃烧，威胁患者安全。
2. 控制氧流量：使用氧气前，应先调节好氧流量，选择适合患者病情的氧流量，如慢性阻塞性肺疾病应接受低流量、长时间持续吸氧。若氧流量过高，可能会抑制呼吸中枢，影响患者呼吸功能、损害患者肺泡。
3. 增加氧气湿度：中心供氧的氧气本身较干冷，应在氧气瓶中加入适量的灭菌蒸馏水，增加氧气湿度，以免氧气过于干燥导致呼吸道分泌物变得干燥、黏稠，不易咳出。
4. 密切关注患者状况：患者在吸氧过程中应注意缺氧状态是否缓解，应观察患者精神状态是否有所好转，因为氧气管弯折可能导致无效吸氧，若没有好转，建议检查吸氧表装置是否连接通畅。

四、评分标准

中心管道给氧法评分标准，见表4-5-2。

表4-5-2　中心管道给氧法评分标准

项目名称	操作流程	技术要求	分值	扣分
基本要求（3分）	行为举止，自我介绍，礼貌用语		1.5	
	结合案例现场评估（患者、环境、安全）		1.5	

续表 4-5-2

项目名称	操作流程	技术要求	分值	扣分
中心管道给氧法操作过程（70分）	评估解释（8分）	●核对患者信息(床号、姓名、住院号)	2	
		●解释吸氧目的并取得合作	2	
		●评估患者缺氧情况	2	
		●洗手、戴口罩	2	
	用物准备（6分）	●检查一次性物品	3	
		●检查吸氧表	3	
	核对解释（4分）	●核对患者信息(床号、姓名、住院号)	2	
		●解释并取得合作	2	
	安装吸氧表（10分）	●打开中心管道防尘塞	2	
		●安装中心管道吸氧表	4	
		●检查中心管道吸氧表装置	4	
	清洁鼻腔（2分）	●清洁鼻腔	2	
	连接管道（2分）	●连接管道	2	
	调氧流量（8分）	●调氧流量	5	
		●湿润鼻导管并检查是否通畅	3	
	插鼻导管（6分）	●插鼻导管	3	
		●固定鼻导管	3	
	整理记录（9分）	●安置患者于安全舒适体位,放呼叫器于易取处,整理床单位及用物	3	
		●宣教告知	3	
		●洗手,记录	3	
	停止吸氧（15分）	●核对解释	2	
		●停氧	4	
		●卸表	3	
		●协助患者取安全舒适体位,询问需要	2	
		●整理用物,分类放置	2	
		●洗手,摘口罩,记录	2	

续表 4-5-2

项目名称	操作流程	技术要求	分值	扣分
综合评价 （27分）	人文关怀 （10分）	●注意保护患者安全 ●用氧安全 ●沟通有效 ●充分体现人文关怀	3 1.5 2.5 3	
	关键环节 （17分）	●临床思维：根据案例，护理措施全面正确 ●查对到位、用氧安全意识强 ●氧气装置无漏气 ●操作正确，带氧插管，带氧拔管	3 6 4 4	
操作总分			100	

完成时间：6分钟。

（欧阳玉娟）

项目六 电动吸引器吸痰法

学习目标

1.知识目标：掌握操作目的、重点难点、注意事项和叩背排痰的方法。

2.能力目标：能独立完成电动吸引器吸痰操作。

3.素质目标：培养良好的责任心和职业道德，严格遵守医疗护理操作规范和消毒隔离制度。

一、操作流程

(一)用物准备

1.标准化患者(SP)。

2.电动吸引器、治疗车、治疗盘、有盖无菌罐 2 个(试吸罐和冲洗罐，内盛无菌 0.9% 氯化钠注射液)、一次性无菌吸痰管数根(成人为 12~14 号，气管插管患者用直径为气管导管腔径的 1/3~1/2 大小的吸痰管)、一次性治疗巾、无菌治疗碗(内盛血管钳 2 把)、无菌持物钳装置、一次性无菌手套、无菌纱布、消毒液挂瓶、听诊器、手电筒、剪刀、弯盘、吸痰执行单、吸痰记录单、中性笔。

3.速干手消毒剂、垃圾桶、黄色垃圾袋、黑色垃圾袋。

4.必要时备压舌板、张口器、舌钳，电插板。

(二)操作实施前一分钟准备

携用物至合适位置(口述：老师们好，我准备一下。)→查看床头/尾卡→检查 SP 位置→手腕带→检查电源→拉起两侧床栏→查看时间。

(三)操作实施

电动吸引器吸痰法操作流程，见表 4-6-1。

表4-6-1　电动吸引器吸痰法操作流程

操作流程	技术要求	解释说明(含动作、语言)
操作者报告抽签号码，操作计时开始		
评估解释	●核对信息 ●评估患者 ●解释并取得合作 ●洗手、戴口罩	●**核对信息** 查看医嘱单(口述：查看病例，核对医嘱。××，女，××岁，疾病名称。)→携医嘱单核对床头/尾卡(口述：××床，××，住院号××。)→放下操作侧床栏(口述：××，您好！请告诉我您的床号、姓名。××床，××，是吧？我看一下您的腕带。)→查看手腕带(口述：××床，××，住院号××。)→将患者手放平、盖好 ●**评估患者** (口述：患者神志清楚，无呼吸困难和发绀。××，我是您的责任护士××，您有痰咳不出是吧？我来给您拍拍背，您随着我拍背的节奏咳嗽，看能不能将痰液咳出来。)→将病历夹放于治疗车上→协助患者侧卧(面向操作者)→拍背(空心掌从下往上，从外向内，避开脊柱、肩胛骨、肾区)→协助患者平卧→取听诊器听诊肺部(口述：我听一下肺部有没有痰鸣音。您肺部有痰鸣音，呼吸稍快。)(听诊顺序：双侧肺尖、双侧肺底、两侧腋中线)→放回听诊器→取手电筒检查口腔、鼻腔情况(口述：××，我看一下咽部是否有痰，请您张开嘴。咽部有痰。口鼻腔黏膜完好，鼻中隔无偏曲。××，您有活动性假牙吗？)→放回手电筒 ●**解释并取得合作** (口述：××，我遵医嘱给您吸痰，您以前吸过痰吗？吸痰可以清除咽部和肺部的痰液，请您配合我，好吗？)→环看四周环境(口述：环境安静、整洁，光线充足，温湿度适宜。) ●**洗手、戴口罩** 查看速干手消毒剂(口述：速干手消毒剂在有效期内。)→洗手→戴口罩
安置体位	●挂瓶 ●头偏向一侧 ●垫巾置盘	●**挂瓶** 消毒瓶挂于床头(口述：机械通气患者吸痰前后给予高浓度氧气吸入2分钟。) ●**头偏向一侧** 协助患者头偏向一侧(面向操作者) ●**垫巾置盘** 垫治疗巾→取弯盘放于颌下

续表 4-6-1

操作流程	技术要求	解释说明(含动作、语言)
接管试吸	●检查 ●戴手套 ●连接吸痰管 ●试吸检查	●**检查** 连接电源→打开开关→检查电动吸引器(是否通畅,连接是否紧密)→调节电动吸引器负压[成人为 40.0～53.3 kPa(300～400 mmHg),儿童为<40.0 kPa(300 mmHg)] ●**戴手套** 取无菌手套检查(包装、有效期)→去除外包装弃于生活垃圾桶→戴手套 ●**连接吸痰管** 取吸痰管检查(包装、有效期)→打开连接端的包装少许→连接吸痰管于连接管上→打开外包装 2/3→取血管钳夹持吸痰管→去除外包装弃于生活垃圾桶 ●**试吸检查** 吸 0.9%氯化钠注射液(检查是否通畅)→检查吸引负压
抽吸痰液	●吸净口腔里的痰液 ●吸净咽喉部的痰液 ●吸净气管处的痰液 ●处理备用	●**吸净口腔里的痰液** (口述:××,请您张开嘴,给您吸口腔里的痰。)→一手用血管钳夹持吸痰管插入口腔→另一手大拇指堵住吸痰管侧孔→负压吸痰(从深部向上提拉,左右旋转)→吸痰管弃于医疗垃圾桶→冲洗连接管 ●**吸净咽喉部的痰液** 更换吸痰管→试吸(口述:××,请您把嘴张大些,给您吸咽部的痰。)→一手用血管钳夹持吸痰管插入咽部→另一手大拇指堵住吸痰管侧孔→负压吸痰→吸痰管弃于医疗垃圾桶(口述:观察患者面色、呼吸。每次抽吸时间<15 秒,若一次未吸尽,间隔 3～5 分钟再吸。)→冲洗连接管 ●**吸净气管处的痰液** 更换吸痰管→试吸(口述:××,我现在给您吸气管的痰,会有些难受,请您配合我好吗?张大嘴。)→一手用血管钳夹持吸痰管插入气管预定部位(吸痰管稍退 1 cm,避免损伤气管黏膜)→另一手大拇指堵住吸痰管侧孔→负压吸痰→吸痰管弃于医疗垃圾桶 ●**处理备用** 冲洗连接管→关闭电动吸引器开关→连接管置于消毒液挂瓶内

续表 4-6-1

操作流程	技术要求	解释说明(含动作、语言)
擦面听诊	●擦净口鼻 ●听诊肺部 ●检查口腔 ●拍背	●**擦净口鼻** 取纱布擦净口鼻→撤弯盘、治疗巾放于治疗车下层→脱手套弃于医疗垃圾桶 ●**听诊肺部** 取听诊器听诊肺部(口述:我再听一下肺部。您肺部没有痰鸣音,呼吸也平稳了。)→听诊器放于治疗车下层 ●**检查口腔** 取手电筒检查口腔(口述:××,我再看一下咽部,请您张开嘴。咽部没有痰了。口腔黏膜完好。)→手电筒放于治疗车下层 ●**拍背** (口述:我再给您拍拍背。)→协助患者侧卧→拍背
整理记录	●指导宣教 ●整理床单位及用物 ●洗手、记录	●**指导宣教** [口述:××,以后您咳嗽时取坐位或半卧位,屈膝,上身前倾,双手抱膝或在胸部和膝盖上置一枕头并用两肋夹紧,深吸气后屏气3秒(有伤口者,护士应将双手压在切口的两侧),然后腹肌用力,两手抓紧支持物(脚和枕),用力做爆破性咳嗽,这样就容易将痰液咳出来了。]→协助患者取安全、舒适体位(口述:××,您这样躺着舒服吗? 呼叫器放您枕旁了,需要时您就按一下。我也会经常来看您的,谢谢您的配合,您好好休息。) ●**整理床单位及用物** 整理床单位→拉起操作侧床栏→整理物品(口述:用物按规定处置,垃圾分类处理。)→处理电动吸引器(口述:贮液瓶内吸出液≤2/3及时倾倒,清洁消毒备用,吸痰用物每日更换。) ●**洗手、记录** 洗手→摘口罩弃于医疗垃圾桶→记录(口述:做好记录。)→举手(口述:操作完毕,谢谢老师。)→鞠躬→推车离场
报告操作完毕,操作计时结束		

二、操作中的重点、难点

(一)叩背排痰手法

叩背手法：患者侧卧(面向操作者)，操作者用空心掌由外向内、由下向上，避开脊柱、肩胛骨、肾区叩击患者背部，患者跟随叩背节奏咳嗽，将痰液咳出。

(二)吸痰过程中正压负压的切换

正压(不堵吸痰管侧孔)进入吸痰指定部位，负压(堵住吸痰管侧孔)开始吸痰。

三、操作中的注意事项

1.吸痰前检查电动吸引器性能是否良好，连接是否正确。

2.严格执行无菌操作，治疗盘内吸痰用物每日更换1~2次，吸痰管每次更换，吸口腔分泌物后应更换吸痰管，再吸气管内分泌物。

3.每次吸痰时间<15秒，以免造成缺氧。

4.吸痰动作轻且稳，以免损伤呼吸道黏膜。

5.痰液黏稠时，可以配合叩背，滴入化痰药物或蒸气吸入、超声雾化吸入。

6.电动吸引器连续使用时间不宜过久；贮液瓶内应先放入100 mL消毒液，以免吸出液黏附于瓶底，贮液瓶内液体达瓶身容量的2/3时，应及时倾倒。贮液瓶和连接胶管每天进行清洁消毒。

7.如果在吸痰时，患者有明显的血氧饱和度下降，吸痰前应提高吸氧浓度，于吸氧前30~60秒，向儿童或成人提供100%的氧。

8.如为气管切开者，建议成人和儿童使用的吸痰管(直径)要小于气管套管直径的50%，婴儿则要小于70%。

四、评分标准

电动吸引器吸痰法评分标准，见表4-6-2。

表 4-6-2　电动吸引器吸痰法评分标准

项目名称	操作流程	技术要求	分值	扣分
基本要求 (3分)		行为举止，自我介绍，礼貌用语	1.5	
		结合案例现场评估(患者、环境、安全)	1.5	
电动吸引器 吸痰操作 过程 (70分)	评估解释 (9分)	● 核对信息	1	
		● 评估患者	5	
		● 解释并取得合作	1	
		● 洗手、戴口罩	2	
	安置体位 (6分)	● 挂瓶	2	
		● 头偏向一侧	2	
		● 垫巾置盘	2	
	接管试吸 (12分)	● 检查	3	
		● 戴手套	3	
		● 连接吸痰管	3	
		● 试吸检查	3	
	抽吸痰液 (24分)	● 吸净口腔里的痰液	6	
		● 吸净咽喉部的痰液	6	
		● 吸净气管处的痰液	8	
		● 处理备用	4	
	擦面听诊 (6分)	● 擦净口鼻	1	
		● 听诊肺部	2	
		● 检查口腔	1	
		● 拍背	2	
	整理记录 (13分)	● 指导宣教	4	
		● 整理床单位及用物	5	
		● 洗手、记录	4	
综合评价 (27分)	人文关怀 (6分)	● 注意保护患者隐私、安全和职业防护	4	
		● 沟通有效，充分体现人文关怀	2	
	关键环节 (21分)	● 临床思维：根据案例，护理措施全面正确	3	
		● 查对到位、无菌观念强	4	
		● 正确吸痰	10	
		● 正确叩背	4	
操作总分			100	

完成时间：12分钟。

(文文)

项目七　中心管道吸痰法

✦ 学习目标

1. 知识目标：掌握操作目的、重点难点、注意事项和叩背排痰的方法。
2. 能力目标：能独立完成中心管道吸痰操作。
3. 素质目标：培养良好的责任心和职业道德，严格遵守医疗护理操作规范和消毒隔离制度。

一、操作流程

(一) 用物准备

1. 标准化患者(SP)。
2. 中心管道吸痰设备、治疗车、治疗盘。
3. 负压吸引装置(负压表、贮痰瓶、连接管)、有盖无菌罐2个(试吸罐和冲洗罐，内盛无菌生理盐水)、一次性无菌吸痰管数根(成人为12~14号，气管插管患者用直径为气管导管腔径的1/3~1/2大小的吸痰管)、一次性治疗巾、无菌治疗碗(内盛血管钳2把)、无菌持物钳装置、一次性无菌手套、无菌纱布、消毒液挂瓶、听诊器、手电筒、剪刀、弯盘、吸痰执行单、吸痰记录单、中性笔。
4. 速干手消毒剂、垃圾桶、黄色垃圾袋、黑色垃圾袋。
5. 必要时备压舌板、张口器、舌钳，电插板。

(二) 操作实施前一分钟准备

携用物至合适位置(口述：老师们好，我准备一下。)→查看床头/尾卡→检查SP位置→手腕带→检查中心管道吸痰设备及其性能→拉起两侧床栏→查看时间。

(三) 操作实施

中心管道吸痰法操作流程，见表4-7-1。

表4-7-1 中心管道吸痰法操作流程

操作流程	技术要求	解释说明(含动作、语言)
		报告抽签号码,操作计时开始
评估解释	●核对信息 ●评估患者 ●解释并取得合作 ●洗手、戴口罩	●**核对信息** 查看医嘱单(口述:查看病例,核对医嘱。××,女,××岁,疾病名称。)→携医嘱单核对床头/尾卡(口述:××床,××,住院号××。)→放下操作侧床栏(口述:××,您好!请告诉我您的床号、姓名。××床,××,是吧?我看一下您的腕带。)→查看手腕带(口述:××床,××,住院号××。)→将患者手放平、盖好 ●**评估患者** (口述:患者神志清楚,无呼吸困难和发绀。××,我是您的责任护士××,您有痰咳不出是吧?我来给您拍拍背,您随着我拍背的节奏咳嗽,看能不能将痰液咳出来。)→将病历夹放于治疗车上→协助患者侧卧(面向操作者)→拍背(空心掌从下往上,从外向内,避开脊柱、肩胛骨、肾区)→协助患者平卧→取听诊器听诊肺部(口述:我听一下肺部有没有痰鸣音。您肺部有痰鸣音,呼吸稍快。)(听诊顺序:双侧肺尖、双侧肺底、两侧腋中线)→放回听诊器→取手电筒检查口腔、鼻腔情况(口述:××,我看一下咽部是否有痰,请您张开嘴。咽部有痰。口鼻腔黏膜完好,鼻中隔无偏曲。××,您有活动性假牙吗?)→放回手电筒 ●**解释并取得合作** (口述:××,我遵医嘱给您吸痰,您以前吸过痰吗?吸痰可以清除咽部和肺部的痰液,请您配合我,好吗?)→检查中心管道吸痰设备(口述:中心管道吸痰设备性能完好。)→环看四周环境(口述:环境安静、整洁,光线充足,温湿度适宜。) ●**洗手、戴口罩** 查看速干手消毒剂(口述:速干手消毒剂在有效期内。)→洗手→戴口罩
安置体位	●挂瓶 ●头偏向一侧 ●垫巾置盘	●**挂瓶** 消毒瓶挂于床头(口述:机械通气患者吸痰前后给予高浓度氧气吸入2分钟。) ●**头偏向一侧** 协助患者头偏向一侧(面向操作者) ●**垫巾置盘** 垫治疗巾→放弯盘于颌下

续表 4-7-1

操作流程	技术要求	解释说明(含动作、语言)
接管试吸	●检查 ●戴手套 ●连接吸痰管 ●试吸检查	●**检查** 取中心管道吸痰装置→一手持吸痰装置对准中心管道吸痰设备的负压出口→一手按压中心管道吸痰设备圆环(按压手不松)→一手装吸痰表(听到"咔"的一声)→放松按压中心管道吸痰设备圆环的手→用手向外轻拉吸痰表(证实吸痰表安装牢固)→打开吸痰表开关(检查负压吸引装置连接是否紧密、通畅)→调节负压[成人为 40.0~53.3 kPa(300~400 mmHg)。儿童为<40.0 kPa(300 mmHg)] ●**戴手套** 取无菌手套检查(包装、有效期)→去除外包装弃于生活垃圾桶→戴手套 ●**连接吸痰管** 取吸痰管检查(包装、有效期)→打开连接端的包装少许→连接吸痰管于连接管上→打开外包装 2/3→取血管钳夹持吸痰管→去除外包装弃于生活垃圾桶 ●**试吸检查** 吸无菌生理盐水(检查是否通畅)→检查吸引负压
抽吸痰液	●吸净口腔里的痰液 ●吸净咽喉部的痰液 ●吸净气管处的痰液 ●处理备用	●**吸净口腔里的痰液** (口述:××,请您张开嘴,给您吸口腔里的痰。)→一手用血管钳夹持吸痰管插入口腔→另一手大拇指堵住吸痰管侧孔→负压吸痰(从深部向上提拉,左右旋转)→吸痰管弃于医疗垃圾桶→冲洗连接管 ●**吸净咽喉部的痰液** 更换吸痰管→试吸(口述:××,请您把嘴张大些,给您吸咽部的痰。)→一手用血管钳夹持吸痰管插入咽部→另一手大拇指堵住吸痰管侧孔→负压吸痰→吸痰管弃于医疗垃圾桶(口述:观察患者面色、呼吸。每次抽吸时间<15 秒,若一次未吸尽,间隔 3~5 分钟再吸。)→冲洗连接管 ●**吸净气管处的痰液** 更换吸痰管→试吸(口述:××,我现在给您吸气管的痰,会有些难受,请您配合我好吗? 张大嘴。)→一手用血管钳夹持吸痰管插入气管预定部位(吸痰管稍退 1 cm,避免损伤气管黏膜)→另一手大拇指堵住吸痰管侧孔→负压吸痰→吸痰管弃于医疗垃圾桶 ●**处理备用** 冲洗连接管→关闭吸痰表开关→连接管置于消毒液挂瓶内

续表 4-7-1

操作流程	技术要求	解释说明(含动作、语言)
擦面听诊	● 擦净口鼻 ● 听诊肺部 ● 检查口腔 ● 拍背	● **擦净口鼻** 取纱布擦净口鼻→撤弯盘、治疗巾放于治疗车下层→脱手套弃于医疗垃圾桶 ● **听诊肺部** 取听诊器听诊肺部(口述:我再听一下您的肺部。您肺部没有痰鸣音,呼吸也平稳了。)→听诊器放于治疗车下层 ● **检查口腔** 取手电筒检查口腔(口述:××,我再看一下咽部,请您张开嘴。咽部没有痰了。口腔黏膜完好。)→手电筒放于治疗车下层 ● **拍背** (口述:我再给您拍拍背。)→协助患者侧卧→拍背
整理记录	● 指导宣教 ● 整理床单位及用物 ● 洗手、记录	● **指导宣教** [口述:××,以后您咳嗽时取坐位或半卧位,屈膝,上身前倾,双手抱膝或在胸部和膝盖上置一枕头并用两肋夹紧,深吸气后屏气 3 秒(有伤口者,护士应将双手压在切口的两侧),然后腹肌用力,两手抓紧支持物(脚和枕),用力做爆破性咳嗽,这样就容易将痰液咳出来了。]→协助患者取安全、舒适体位(口述:××,您这样躺着舒服吗?呼叫器放您枕旁了,需要时您就按一下。我也会经常来看您的,谢谢您的配合,您好好休息。) ● **整理床单位及用物** 整理床单位→拉起操作侧床栏→整理物品(口述:用物按规定处置,垃圾分类处理。)→处理中心管道吸痰装置(口述:贮液瓶内吸出液≤2/3 及时倾倒,清洁消毒备用,吸痰用物每日更换。) ● **洗手、记录** 洗手→摘口罩弃于医疗垃圾桶→记录(口述:做好记录。)→举手(口述:操作完毕,谢谢老师。)→鞠躬→推车离场
报告操作完毕,操作计时结束		

二、操作中的重点、难点

(一)叩背排痰手法

叩背手法：患者侧卧(面向操作者)，操作者用空心掌由外向内、由下向上，避开脊柱、肩胛骨、肾区叩击患者背部，患者跟随叩背节奏咳嗽，将痰液咳出。

(二)吸痰过程中正压负压的切换

正压(不堵吸痰管侧孔)进入吸痰指定部位，负压(堵住吸痰管侧孔)开始吸痰，结束吸痰后正压离开吸痰部位。

三、操作中的注意事项

1.吸痰前检查中心管道吸痰性能是否良好，连接是否正确。

2.严格执行无菌操作，治疗盘内吸痰用物每日更换 1~2 次，吸痰管每次更换，吸口腔分泌物后应更换吸痰管，再吸气管内分泌物。

3.每次吸痰时间 < 15 秒，以免造成缺氧。

4.吸痰动作轻且稳，以免损伤呼吸道黏膜。

5.痰液黏稠时，可以配合叩背，滴入化痰药物或蒸气吸入、超声雾化吸入。

6.电动吸引器连续使用时间不宜过久；贮液瓶内应先放入 100 mL 消毒液，以免吸出液黏附于瓶底，贮液瓶内液体达瓶身容量的 2/3 时，应及时倾倒。贮液瓶和连接胶管每天进行清洁消毒。

7.如果在吸痰时，患者有明显的血氧饱和度下降时，吸痰前提高吸氧浓度，于吸氧前 30~60 秒，向儿童或成人提供 100% 的氧。

8.如为气管切开者，建议成人和儿童使用的吸痰管(直径)要小于气管套管直径的 50%，婴儿则要小于 70%。

四、评分标准

中心管道吸痰法评分标准，见表 4-7-2。

表 4-7-2　中心管道吸痰法评分标准

项目名称	操作流程	技术要求	分值	扣分
基本要求 (3分)		行为举止，自我介绍，礼貌用语	1.5	
		结合案例现场评估(患者、环境、安全)	1.5	
中心管道 吸痰法操 作过程 (70分)	评估解释 (9分)	• 核对信息 • 评估患者 • 解释并取得合作 • 洗手、戴口罩	1 5 1 2	
	安置体位 (6分)	• 挂瓶 • 头偏向一侧 • 垫巾置盘	2 2 2	
	接管试吸 (12分)	• 检查 • 戴手套 • 连接吸痰管 • 试吸检查	3 3 3 3	
	抽吸痰液 (24分)	• 吸净口腔里的痰液 • 吸净咽喉部的痰液 • 吸净气管处的痰液 • 处理备用	6 6 8 4	
	擦面听诊 (6分)	• 擦净口鼻 • 听诊肺部 • 检查口腔 • 拍背	1 2 1 2	
	整理记录 (13分)	• 指导宣教 • 整理床单位及用物 • 洗手、记录	4 5 4	
综合评价 (27分)	人文关怀 (6分)	• 注意保护患者隐私、安全和职业防护 • 沟通有效，充分体现人文关怀	4 2	
	关键环节 (21分)	• 临床思维：根据案例，护理措施全面正确 • 查对到位、无菌观念强 • 正确吸痰 • 正确叩背	3 4 10 4	
操作总分			100	

完成时间：12分钟。

(文文)

模块五
出院护理

项目一　铺备用床法

1. 知识目标：掌握铺备用床目的、操作重点难点、注意事项。
2. 能力目标：能独立完成铺备用床操作。
3. 素质目标：培养一丝不苟、从小事做起的工作态度。

一、操作流程

(一) 用物准备

1. 治疗车上层：由下至上依次为枕套、枕心、棉胎、被套、大单、速干手消毒剂。
2. 治疗车下层：带刷套的床刷、生活垃圾桶、医疗垃圾桶。

(二) 操作实施前一分钟准备

携用物至合适位置(口述：老师们好，我准备一下。)→检查床(是否结实、牢固)→检查床褥和床垫(是否干燥、有无污渍及破损)→检查床栏→检查床旁设施(是否完好)。

(三) 操作实施

铺备用床法操作流程，见表5-1-1。

表 5-1-1　铺备用床操作流程

操作流程	技术要求	解释说明(含动作、语言)
		操作者报告抽签号码，操作计时开始
移桌椅	●洗手、戴口罩 ●移床旁桌 ●移床旁椅 ●清扫床褥	●**洗手，戴口罩** 查看速干手消毒剂(口述：速干手消毒剂在有效期内。)→洗手→戴口罩 ●**移床旁桌** 移开床旁桌(距床 20 cm) ●**移床旁椅** 移床旁椅至床尾(距床 15 cm) ●**清扫床褥** 取床刷→刷床褥(床头向床尾)→刷套弃于医疗垃圾桶→床刷放于治疗车下层
翻垫铺褥	●折叠床褥 ●翻转床垫 ●铺床褥	●**折叠床褥** 折叠床褥(从床尾向床头折叠，再从中线对折)→放置于床旁椅上 ●**翻转床垫** 翻转床垫(近侧到对侧) ●**铺床褥** 取床褥→铺床褥(毛边对床头、毛边对对侧、展开近侧、展开至床尾)
铺大单	●展开大单 ●铺近侧床头 ●铺近侧床尾 ●铺近侧中部 ●铺对侧大单	●**展开大单** 取大单放于近侧床沿(毛边对纵、横中线)→展开大单(床头、床尾、两边)→拉平床头 ●**铺近侧床头** 一手托起床垫一角→另一手伸过床头中线将大单边缘折入床垫下→在距床头约 30 cm 处，向上提起大单边缘使其同床边垂直呈一等腰三角形→以床沿为界，将三角形分为两半→上半三角形暂时覆盖于床上→将下半三角形平整地塞于床垫下→将上半三角形翻下→塞于床垫下 ●**铺近侧床尾** 同法铺近侧床尾 ●**铺近侧中部** 拉紧大单中部→双手掌心向上→将大单平塞于床垫下 ●**铺对侧大单** 绕至对侧以同法铺好对侧大单

续表 5-1-1

操作流程	技术要求	解释说明(含动作、语言)
套被套	"S"式 ●展开被套 ●展开棉胎 ●系带整理	"S"式 ●展开被套 取被套→毛边对床头、对中线放置→展开至床尾→展开近侧、展开对侧→被套开口尽量打开 ●展开棉胎 取棉胎→对床尾、对中线放置→拉棉胎上沿至被套封口端,对好两上角→展开两侧(先远后近) ●系带整理 系带(远侧至近侧)→至床尾拉平盖被→盖被上端与床头平直,两侧边缘向内折与床沿平齐(先折对侧床头,再折近侧床头,再折对侧床尾,再折近侧床尾)→将近侧被尾的一半齐床尾折叠→绕至对侧→同法折叠对侧被尾的一半
	卷筒式 ●展开被套 ●展开棉胎 ●系带整理	卷筒式 ●展开被套 取被套→毛边对床头、对中线放置→展开床尾→展开两侧 ●展开棉胎 取棉胎放床头→中线对床中线→拉棉胎至床尾→展开棉胎 ●系带整理 折对侧床头角→折近侧床头角(两角对折与床中线平行)→将棉胎与被套一并自床头卷至床尾→自开口处翻转→拉平→系带→整理盖被→折成被筒(同上)
套枕套	●套枕套 ●放置枕头	●套枕套 取枕套→取枕芯→套枕套(在治疗车上,先套一半,再套另一半) ●放置枕头 枕头平放于床头(开口背门)
桌椅归位	●移回床旁桌椅 ●洗手,摘口罩	●移回床旁桌椅 移回床旁桌→移回床旁椅→治疗车放于指定位置 ●洗手,摘口罩 洗手→摘口罩弃于医疗垃圾桶→举手(口述:操作完毕,谢谢老师。)→鞠躬离场
		报告操作完毕,操作计时结束

二、操作中的重点、难点

（一）床上用品折叠方法

1. 大单：正面朝上，以床头为准，左给右、右给左、你给我、再给我。
2. 被套：正面在外，字朝上，以床头为准，右给左、左给右、你给我、再给我。
3. 棉胎：先对侧、后近侧（以床头柜一侧为准），由床头到床尾"S"形折叠。
4. 枕套：正面在外，取枕内两边正中处对折。

（二）大单床角铺法

1. 提起大单边缘。
2. 上半三角覆盖。
3. 下半三角平塞。
4. 上半三角翻下平塞。

（三）大单、被套的放置方法

1. 将大单纵、横中线与床面纵、横中线对齐放于床褥上。
2. "S"式：被套毛边对床头、对中线放于大单上。
3. 卷筒式：被套反面向外，齐床头放于大单上。

三、操作中的注意事项

1. 床铺应实用、耐用、舒适、安全、美观。
2. 大单、被套、枕套应平、整、紧、实、美。
3. 动作轻稳，避免抖动、拍打等动作，防止尘埃飞扬。
4. 患者进餐或接受治疗时暂停铺床。
5. 铺床时遵循节力原则。①操作前：备齐用物，顺序放置。②铺床前：固定床脚轮，调整床高度。③铺床时：身体尽量靠近床，上身保持直立，两脚前后或左右分开，两膝稍弯曲，降低重心，扩大支撑面，增加身体的稳定性。操作过程中使用肘部力量。

四、评分标准

铺备用床法评分标准，见表5-1-2。

表 5-1-2 铺备用床法评分标准

项目名称	操作流程	技术要求	分值	扣分
基本要求 （3分）		行为举止，自我介绍，礼貌用语	1.5	
		现场评估床单位及床旁设施	1.5	
铺备用床法 操作过程 （77分）	移桌椅 （6分）	● 洗手、戴口罩 ● 移床旁桌 ● 移床旁椅 ● 清扫床褥	2 1 1 2	
	翻垫铺褥 （14分）	● 折叠床褥 ● 翻转床垫 ● 铺床褥	6 2 6	
	铺大单 （24分）	● 展开大单 ● 铺近侧床头 ● 铺近侧床尾 ● 铺近侧中部 ● 铺对侧大单	2 4 4 2 12	
	套被套 （23分）	● 展开被套 ● 展开棉胎 ● 系带整理	8 8 7	
	套枕套 （6分）	● 套枕套 ● 放置枕头	3 3	
	桌椅归位 （4分）	● 移回床旁桌椅 ● 洗手，摘口罩	2 2	
综合评价 （20分）	关键环节 （15分）	● 按时完成 ● 床单位平整，各单中线对齐，四角方正 ● 程序正确，操作规范，动作熟练	5 5 5	
	节力原则 （5分）	● 符合省时节力原则	5	
操作总分			100	

完成时间：7分钟。

（刘莉华）

项目二　尸体料理

✦ 学习目标

1. 知识目标：掌握尸体料理的目的、操作重点难点、注意事项。
2. 能力目标：能正确实施尸体料理。
3. 素质目标：培养高尚的护士职业道德和人道主义精神。

一、操作流程

(一)用物准备

1. 标准化患者(SP)。
2. 治疗车、治疗盘。
3. 血管钳、剪刀、衣裤、尸单、尸体识别卡3张、不脱脂棉花、绷带、大单、脸盆、毛巾、梳子(有伤口者备换药敷料、擦洗用物，必要时备隔离衣、手套、屏风)。
4. 速干手消毒剂、垃圾桶、黄色垃圾袋、黑色垃圾袋。

(二)操作实施

尸体料理操作流程，见表5-2-1。

表5-2-1　尸体料理操作流程

操作流程	技术要求	解释说明(含动作、语言)
		操作者报告抽签号码，操作计时开始
操作前	●操作者准备 ●评估死者 ●评估环境 ●填写尸体识别卡 ●准备用物	●**操作者准备** (口述：规范着装，修剪指甲，必要时穿隔离衣。)→检查速干手消毒剂(口述：速干手消毒剂已开封，在有效期内。)→洗手→戴口罩 ●**评估死者** 查看病历(死者的诊断、治疗、抢救过程、死亡原因及时间、遗愿、宗教信仰)→查看尸体(清洁程度，体表有无伤口) ●**评估环境** 环顾四周(口述：清洁、明亮，拉好床旁帘。)→拉床旁帘/使用屏风遮挡，减少对同病房其他患者情绪的影响 ●**填写尸体识别卡** 对照病历填写尸体识别卡3张 ●**准备用物** (口述：用物准备齐全，按操作顺序摆放。)
劝慰安置	●携用物至床旁，劝慰家属 ●撤去治疗用物，安置体位	●**携用物至床旁，劝慰家属** 携用物至床旁→劝慰家属(口述：××，请您节哀。我们需要为他/她更换衣物，请您配合暂时离开病房好吗?) ●**撤去治疗用物，安置体位** 撤去一切治疗用品(如输液管、氧气管、导尿管)→将床放平，使尸体仰卧→头下置一软枕(防止面部瘀血变色)→撤去被褥→将SP双臂放于身体两侧→取大单或留被套遮盖尸体
处理伤口	●处理伤口	●**处理伤口** 有伤口者更换敷料；有引流管者拔除后缝合伤口或用蝶形胶布封闭并包扎

续表 5-2-1

操作流程	技术要求	解释说明（含动作、语言）
清洁尸体	● 脱去衣服、裤子 ● 洗脸，协助闭上眼睑，有义齿者装上，协助闭口 ● 擦洗尸体 ● 塞孔道 ● 穿衣裤 ● 梳理头发 ● 系尸体识别卡	● **脱去衣服、裤子** 脱去上衣（先近侧再对侧，衣物放治疗车下层）→脱下裤子 ● **洗脸，协助闭上眼睑，有义齿者装上，协助闭上口** 脸盆放于床旁椅上→倒入热水（总容量的 2/3）→洗脸（眼睛、眉毛、额头、脸颊、鼻子、下巴、对侧耳前、对侧耳后、近侧耳前、近侧耳后、脖子）→协助闭上眼睑→有义齿者代为装上→协助闭合口（轻揉下颌或用四头带固定） ● **擦洗尸体** 换水、换毛巾擦洗上肢、胸、腹、背（有胶布痕迹用松节油擦净）→换水擦洗臀部、下肢 ● **塞孔道** 用血管钳将棉花填塞于口、鼻、肛门、耳、阴道等孔道（棉花不可外露） ● **穿衣裤** 取干净衣裤为 SP 穿好 ● **梳理头发** 取梳子梳发→梳子放回治疗车 ● **系尸体识别卡** 系尸体识别卡（在尸体近侧手腕部）
包裹尸体	● 包裹尸体 ● 尸体运送	● **包裹尸体** 撤去大单或被套放于治疗车下层→将尸体向床对侧平移→铺尸单→移动尸体躺于尸单正中→尸单/尸袋包裹尸体（包裹顺序头、脚部两边）→用绷带在胸部、腰部、脚踝固定→系尸体识别卡（胸前的尸单上） ● **尸体运送** 取大单遮盖尸体→送太平间→协助转移尸体置于停尸屉内→停尸屉外插尸体识别卡（或交予殡仪服务中心工作人员）
消毒处理	● 终末消毒 ● 处理医疗文件	● **终末消毒** 按终末消毒原则处理床单位、用物及病室（如是传染病患者则按传染病终末消毒原则处理） ● **处理医疗文件** 完成记录→注销各种执行单（治疗、药物、饮食卡等）→整理病历→办理结算（按出院手续）
处理遗物	● 处理遗物	● **处理遗物** 清点患者遗物交给家属（与家属共同清点，如家属不在须两人核对登记并交护士长保存）

报告操作完毕，操作计时结束

二、操作中的重点、难点

(一)重点

1.脸部擦洗顺序：眼睛、眉毛、额头、脸颊、鼻子、下巴、对侧耳前、对侧耳后、近侧耳前、近侧耳后、脖子。

2.上肢擦洗顺序：①自颈部侧面→上臂外侧→手背；②自侧胸→腋窝→上臂内→侧手掌；③胸、腹、背(将逝者对侧侧卧，露出背部，翻身擦洗)，先近侧再对侧。上述重复擦洗两遍，有胶布痕迹用松节油擦净。

3.下肢擦洗顺序：①自髂骨→大腿外侧→足背；②自腹股沟→大腿内侧→内踝；③自臀部下方→大腿后侧→腘窝→足跟；④臀部、会阴先近侧后对侧。各擦洗两遍。

(二)难点

1.使尸体清洁，维护良好的尸体外观。

2.填塞时，避免填塞物外露。

三、操作中的注意事项

1.必须先由医生开出死亡通知，并得到家属许可后，护士方可进行尸体料理。

2.在向家属解释过程中，护士应具有同情心和爱心。沟通的语言要体现对死者家属的关心和体贴，安慰家属时可配合使用体态语言，会收到良好的效果。

3.患者死亡后应及时进行尸体料理，以防尸体僵硬。

4.护士应以高尚的职业道德和情感，尊重死者，严肃认真地做好尸体料理工作。

5.传染病患者的尸体应使用消毒液擦洗，并用消毒液浸泡的棉球填塞各孔道，尸体用尸单包裹后装入不透水的袋中，并作传染标识。

四、评分标准

尸体料理评分标准，见表5-2-2。

表 5-2-2　尸体料理评分标准

项目名称	操作流程	技术要求	分值	扣分
基本要求 （3分）	行为举止，自我介绍，礼貌用语		1.5	
	现场评估（环境、物品、操作者）		1.5	
操作前 （15分）	评估计划 （15分）	● 操作者准备	2	
		● 评估死者	3	
		● 评估环境	2	
		● 填写尸体识别卡	3	
		● 准备用物	5	
尸体料理 操作过程 （70分）	劝慰安置 （5分）	● 携用物至床旁，劝慰家属	2	
		● 撤去治疗用物，安置体位	3	
	处理伤口 （5分）	● 处理伤口	5	
	清洁尸体 （35分）	● 脱去衣服，裤子	2	
		● 洗脸，协助闭上眼睑，有义齿者装上，协助闭口	6	
		● 擦洗尸体	15	
		● 塞孔道	4	
		● 穿衣裤	4	
		● 梳理头发	2	
		● 系尸体识别卡	2	
	包裹尸体 （12分）	● 包裹尸体	8	
		● 尸体运送	4	
	消毒处理 （10分）	● 终末消毒	6	
		● 处理医疗文件	4	
	处理遗物 （3分）	● 处理遗物	3	
综合评价 （12分）	关键环节 （12分）	● 在死亡后尽快进行料理，以防僵硬	2	
		● 尸体整洁、表情安详、位置良好、易于辨认，维护尸体的隐私，安置自然体位	4	
		● 态度严肃认真，尊重死者	4	
		● 满足家属合理要求	2	
操作总分			100	

完成时间：20分钟。

（邓云汕）

参考文献

[1]李小寒, 尚少梅.基础护理学[M].北京：人民卫生出版社, 2012：8.

[2]刘莉华, 王冬梅, 张燕.护理综合实训[M].北京：中国医药科技出版社, 2022：2.

[3]王冬梅, 刘莉华, 张燕.护理学基础[J].科学技术文献, 2019, 12：548-556.

[4]刘莉华, 何湘英.常用护理操作流程与评分标准[J].中国医药科技, 2013, 11：59-61.

[5]李小寒, 尚少梅.基础护理学[M].北京：人民卫生出版社, 2022.

[6]湖南省卫生和计划生育委员会.湖南省常用护理操作技术规范[M].长沙：湖南科学技术出版社, 2017.

[7]潘如萍, 庄红.基础护理学[M].北京：高等教育出版社：2022.